Dr. med. M. O. Bruker
Ilse Gutjahr

Osteoporose
Verhütung und Heilbarkeit

„Aus der Sprechstunde" Band 16

Dr. med. M. O. Bruker
Ilse Gutjahr

Osteoporose

Verhütung und Heilbarkeit

emu-Verlag

*Die Erde ist Jahrmillionen alt.
Der Mensch hat erst in allerjüngster Zeit
die „Chemie" entwickelt – die Betrachtung
der Welt nach ihrer stofflichen Zusammensetzung –,
mit deren Hilfe er sich nun daran macht, alles, was
der Schöpfer geschaffen hat, zu zerlegen und
einer anmaßenden Kritik zu unterwerfen.*

M. O. Bruker

ISBN 978-3-89189-038-7
8. Auflage, 2019
© 1992 by emu Verlags- und Vertriebs-GmbH, 56112 Lahnstein
Alle Rechte, auch die des auszugsweisen Nachdrucks, der
Verbreitung in elektronischen Medien und der Übersetzung
vorbehalten.
Titelfoto: Martin Gutjahr-Jung
Umschlaggestaltung: Kösel Media GmbH, Krugzell
Gesamtherstellung: Kösel, Krugzell

Inhaltsverzeichnis

Vorwort 7

Geleitwort 9

Osteoporose oder Widersprüchlicher geht es nicht 11

Ausklammerung der Krankheitsursachen 19

Osteoporose ist ernährungsbedingt 22

Primäre und sekundäre Osteoporose 26

Osteoporose ist keine Alterskrankheit 30

Osteoporose – ein Problem des gesamten Skeletts 34

Abbauvorgänge nach dem 30. Lebensjahr? 41

Osteoporose – Spätrachitis im Alter 45

Keine Angst vor Sonne 50

Gebrauch stärkt – Nichtgebrauch schwächt 56

Fragwürdige Therapien 59

Vom Sinn und Unsinn des Röntgens 61

Viel hilft viel? 67

Gemeinnützig für die Pharma-Industrie? 75

Osteoporose – ein Fluoridproblem? 80

Osteoporose – ein Hormonproblem? 87

Ab 50 zum Abfall? 95

Beschwerden in den Wechseljahren
müssen nicht sein 99

Ärztlicher Rat aus ganzheitlicher Sicht 103

Die Osteoporose in der Sprechstunde
oder Die Mühen der Aufklärung 105

Anfragen aus der täglichen
Korrespondenz 122

Ernährung ist nicht alles, aber ohne
Ernährung ist alles nichts 128

Literaturnachweis 138

Stichwortverzeichnis 139

Vorwort

Das Thema „Osteoporose" hat Hochkonjunktur. Fragen der Diagnostik, der Behandlung, der Prävention, Rehabilitation und der sozialen Sicherung sind in den Mittelpunkt wirtschaftlicher Interessen gerückt, die verschleiernd als „wissenschaftlich" bezeichnet werden.

Die volkswirtschaftlichen Kosten für diese angeblich neue Krankheit werden auf mehrere Milliarden Euro geschätzt. Im Jahre 1988 gaben die gesetzlichen Krankenkassen in der damaligen Bundesrepublik etwa 105 Millionen Euro allein für Calcium- und Fluoridpräparate und ca. 310 Millionen Euro für Östrogene aus. Die Ausgaben für die stationäre Behandlung von Oberschenkelhalsbrüchen werden für dasselbe Jahr auf mindestens 375 Millionen Euro geschätzt. Dazu kommen die mit allen Maßnahmen verbundenen Folgekosten. Die Ausgaben der Privatversicherungen sind noch nicht berücksichtigt.

Die durch osteoporotische Frakturen (Knochenbrüche) jährlich entstehenden Kosten betragen in den USA über 13 Milliarden US-Dollar.

An dieser „neuen" Volksseuche verdienen unter anderem Ärzte, Apotheker, Krankenhäuser, Pflegebereiche, Präventiveinrichtungen, Krankenkassen, Kurorte, Sanitäreinrichtungen, die Milchwirtschaft (wegen des Calciumrummels), andere Erfinder „wichtiger Osteoporosehilfen" und natürlich die Pharma-Industrie, ohne deren Hormon- und Calcium-Therapie Frauen ab ca. 40 anscheinend kaum Überlebenschancen haben.

Weil die Patienten wieder einmal als „Versuchskaninchen" missbraucht und über die wirklichen Ursachen ihrer Erkrankung im Unklaren gelassen werden, wäre es unverantwortlich gewesen, dieses Buch nicht zu schreiben.

Dr. M. O. Bruker
Arzt für innere Medizin

Geleitwort

Empirisch gut belegbare Argumente sprechen dafür, dass die Osteoporose nur eine Teilerscheinung für eine generalisierte Erkrankung des Bewegungsapparates ist. Chronischer Vitalstoffmangel führt nach Jahrzehnten zu Stoffwechselstörungen am Skelettsystem. Damit gehört die Osteoporose zu den ernährungsbedingten Zivilisationserkrankungen.

Solange die orthodoxe Medizin eine mechanistische Begriffsbestimmung der Krankheiten nicht verlässt, bleibt der Patient in der Unmündigkeit, da er sich dem Leiden schicksalhaft ausgeliefert fühlt.

Die Definition der Deutschen Gesellschaft für Endokrinologie, nach der Osteoporose ein mit Frakturen einhergehender Verlust bzw. eine Verminderung von Knochenmasse, -struktur und -funktion ist, stellt einen unzulässigen Reduktionismus dar, der frustrierende therapeutische Bemühungen zur Folge hat. Die im hippokratischen Eid verankerte ethische Maxime, die vom Arzt eine Gesundheit erhaltende Funktion erwartet, hat nur noch historischen Wert.

Obwohl die Theorie von Vorsorgemedizin, von Präventivmedizin, Gesundheitserziehung und Salutogenese groß geschrieben wird, verhindern nüchterne wirtschaftliche Interessen die praktische Umsetzung dieser edlen Vorsätze.

Die rein analytische Betrachtung der etablierten Ernährungsmediziner führt in eine Sackgasse.

Die Osteoporose ist weder eine Alterskrankheit noch eine Hormonmangelkrankheit. Der Einsatz von Calcium, Vitamin D, Fluoriden, Calcitonin, Östrogenen und Biphosphaten stellt lediglich eine symptomatische Linderungsbehandlung dar. Isolierte Messmethoden (Osteodensitometrie, so genannte Knochendichtemessung mittels Ultraschall, Röntgen oder Computertomografie) erwecken den Eindruck modernster Diagnostik. Im Wert unübertroffen bleibt allerdings die Verhütung und ursächliche Therapie der Osteoporose durch Ernährungsumstellung und Änderung der Lebensweise.

Dr. Brukers „Osteoporose – Dichtung und Wahrheit" ist hochaktuell und bedarf keiner Korrektur.

Lahnstein,
Januar 2008   Dr. med. Jürgen Birmanns

Osteoporose oder Widersprüchlicher geht es nicht

Mediziner-Rat an Frauen von 45 Jahren an

Knochendichte testen lassen

FRANKFURT (dpa) Frauen, die älter als 45 Jahre sind, sollten zur Früherkennung der Osteoporose regelmäßig ihre Knochendichte testen lassen.

Dies empfahl Prof. Joachim Happ, Spezialist für Knochenschwund-Erkrankungen, auf einem Kolloquium in Frankfurt. Er regte an, diese Messungen alle sechs Monate vornehmen zu lassen. Verfahren der Nuklearmedizin, des Röntgens oder der Computertomographie würden verlässliche Auskünfte geben, ob die Knochendichte um mehr als ein Prozent abfalle und auf eine Osteoporose hinweise.

Osteoporose führt zu porösen Knochen. Damit verbunden sind ein krummer Rücken (Rundrücken) durch Wirbelkörperverformungen und ein erhöhtes Risiko von Knochenbrüchen. Zur Vorbeugung gegen den übermäßigen Knochenschwund wird Frauen zu einer gesunden Lebensführung geraten.

Auf Alkohol, Nikotin und Fleisch sollte verzichtet werden, meinen die Experten. Ursache der Osteoporose ist häufig der Mangel an Knochenbaustein Calcium oder an Hormonen.

Braunschweiger Zeitung Februar 1991

12. 3. 1991

Sehr geehrter Herr Dr. Bruker!
Beiliegender Zeitungsartikel veranlasst mich, an Sie zu schreiben, um Ihre Meinung dazu zu erfahren.

Beschwerden in der Lendenwirbelsäule und starke Schmerzen am Steißbein (das Sitzen ist oft eine Qual) führten mich zum Facharzt für Orthopädie. Außer einer Röntgenaufnahme wurde auch eine Knochendichtemessung vorgenommen. Die Diagnose lautete: Praeklinische Osteoporose. Ich solle mir keine Sorgen machen, aber viel Milch trinken. Das lehnte ich ab mit dem Hinweis, dass ich mich laut den Empfehlungen von Dr. med. M. O. Bruker bei Erkrankungen der Wirbelsäule (rheumatischer Formenkreis) mit Vollwertkost ohne tierisches Eiweiß ernähre seit etwa 4 Jahren.

Dann sei die Einnahme von Calcium erforderlich, was ich mit der Begründung ablehnte, ich sei über lange Zeit jedes Frühjahr mit Calcium (Spritzen und Tabletten) aufgrund von allergischen Reaktionen der Haut im Zusammenhang mit Sonne behandelt worden, zeitweise so hoch dosiert, dass sich Schlafstörungen und Herzbeschwerden einstellten.

Mein Einwand, dass dieser Befund sicher seine Ursache in der Zivilisationskost habe, die ich 45 Jahre genossen hätte, und in den wenigen Jahren Vollwertkost nicht aufgehoben worden sei, wurde abgewiesen. Es wurde behauptet, der Darm könne gerade aus der Vollwertkost kein Calcium aufnehmen.

Nun wurde ein Rezept geschrieben und ich war entlassen! In der Apotheke entpuppte sich das Medikament als Natriumfluorid. Da ich durch Sie über die Giftigkeit von Fluoriden schon aufgeklärt bin, wies ich es zurück. Eine Zeitungsmeldung richtete außerdem nach einem Ärztekongress im Sommer 1990 den Appell an die orthopädischen Ärzte, die Verordnung von Fluoriden bei Osteoporose sofort zu stoppen, da Fluoride die Brüchigkeit der Knochen verstärken würden.

Nun stehe ich da mit meinen Beschwerden und voll Hoffnung auf die Vollwertkost ... und Ihre Antwort.

Mit freundlichen Grüßen
H. A., Braunschweig

5. 5. 1991

Sehr geehrter Herr Dr. Bruker,
nach einer Fortbildungstagung, bei der es um Osteoporose ging, möchte ich Ihnen schreiben.

Was mich bei dem Lehrgang erstaunte, war der Hinweis, dass Frischkornbrei ein Kalziumkiller sei. Das Phytin in den Randschichten des Getreides würde dies hervorrufen, bei Brot dagegen bestünde diese Gefahr nicht, da erhitzt.

Natürlich wurde auch auf kalziumreiche Nahrung

hingewiesen: Parmesan, Emmentaler, Magermilchpulver, Gouda. Dagegen hemme Oxalsäure die Kalziumaufnahme. Vor Spinat, Rhabarber, Mangold u. a. wurde gewarnt. Sie sollen viel Oxalsäure haben.

Auch phosphathaltige Produkte schnappen Kalzium weg. Dazu gehören Wurst, Fritten, H-Produkte ...

Obwohl meine Arbeit hauptsächlich in der Bewegung (Gymnastiklehrerin) liegt, würde ich meinen Teilnehmern gern zusätzlich etwas über Ernährung vermitteln.

Die o. g. Fortbildung stand unter ärztlicher Leitung!

Können Sie mir aus meiner derzeitigen Verwirrung heraushelfen?

*Viele liebe Grüße
S. I., Bergisch-Gladbach*

Zwei Briefe verunsicherter Frauen, herausgezogen aus einem riesigen Osteoporose-Postberg mit ähnlich lautenden Anfragen. Kaum hat die Bevölkerung sich an das Fremdwort Osteoporose gewöhnt, wird sie durch ärztliche Auskünfte, aber auch durch Pressemeldungen nachfolgender Art verunsichert:

Mediziner fordern lebenslange
Östrogenbehandlung bei Osteoporose.

Hormonbehandlung nicht ungefährlich.

Kalzium soll Knochenschwund eindämmen.
Ärzte verordnen mehr Milchprodukte.

Warnung vor Milch!

In der Therapie der Osteoporose haben
sich Fluoride bewährt.

Fluoride sollten zur Behandlung der
Osteoporose in der Praxis nicht mehr
angewendet werden.

Ärzte warnen: Müsli-Fanatismus fördert
Knochenschwund.

Schlanke Menschen besonders
osteoporosegefährdet.

Bei Osteoporosegefahr Übergewicht abbauen!

Frauen mit früher Menopause
leiden verstärkt an Osteoporose.

Warnung vor Spargel, Roten Rüben und Rhabarber, denn sie enthalten Oxalate. Oxalate stören die Kalzium-Aufnahme. Der Verzehr begünstigt Osteoporose.

Weniger Knochenbrüche bei Vegetariern.

Bei den vorgenannten widersprüchlichen Meldungen handelt es sich um eine kleine Auswahl von Schlagzeilen aus der allgemeinen Presse, ärztlichen Fachzeitschriften, Krankenkassen-Mitteilungen und anderen Medien.

Nachdem die Zahngesundheit nachweislich durch die Verabreichung von Fluoriden nicht garantiert werden kann und der damit verbundene Fluor-Rummel sich etwas gelegt hat, wurde der Bevölkerung die künstlich angefachte Cholesterin-Hysterie zugemutet. Noch nicht einmal abgeklungen, hält die Osteoporosewelle, einhergehend mit dem Calcium-, Hormon- und neu angefachten Fluoridrummel, die Menschen in Atem.

Osteoporose – Dichtung und Wahrheit?
 Was ist Osteoporose überhaupt?

Warum entsteht quasi über Nacht eine angeblich neue Krankheit?

Ist Osteoporose eine Alterskrankheit, der man wirklich nicht entgehen kann?

Sind Frauen aufgrund des Hormonmangels in den Wechseljahren tatsächlich stärker betroffen?

Fragen über Fragen.

> *Auf die Füße kommt unsere Welt erst wieder,*
> *wenn sie sich beibringen lässt,*
> *dass ihr Heil nicht in neuen Maßnahmen,*
> *sondern in neuen Gesinnungen besteht.*
> Albert Schweitzer

Ausklammerung der Krankheitsursachen

Verfolgt man die Geschichte der Medizin über lange Zeit, so stellt man fest, dass zu gewissen Zeiten bestimmte Themen im Vordergrund standen. Lange war zum Beispiel das beherrschende Thema die verschiedenen, sich zum Teil stark widersprechenden Behandlungsarten des Diabetes mellitus (s. „Diabetes und seine biologische Behandlung", emu-Verlag).

Zu einem vorherrschenden Thema hat sich derzeit die Osteoporose entwickelt. An der Diskussion nehmen nicht nur die Fachblätter teil, sondern auch die Laienpresse und Massenmedien. Klären wir zunächst einmal den Begriff. Osteon (griech.) = Knochen und poros = Loch, Pore, Öffnung. Auch lateinisch heißt der Knochen Os. Osteoporose bedeutet also frei übersetzt poröser/löcheriger Knochen.

Überblickt man die Zahl der Veröffentlichungen, so ist ihnen allen gemeinsam, dass die wirklichen Ursachen der Osteoporose gar nicht oder ganz unzureichend berücksichtigt werden. Dies entspricht aber seit langer Zeit einer Grundtendenz in der medizinischen Wissenschaft, dass sie sich vorherrschend mit Diagnostik und Therapie beschäftigt, während die eigentlichen Ursachen der Krankheiten gar nicht oder in unzureichendem Maße abgehandelt werden. Dies geht sogar so weit, dass bereits bestehende Krankheitssymptome zu Ursachen erklärt werden. So werden zum Beispiel in vielen Fällen Kreislaufstörungen, Leber- und Stoffwechselstörungen, hormonelle Veränderungen, hoher oder niedriger Blutdruck, Allergien und dergleichen mehr als Krankheitsursachen genannt, während sie doch Krankheitssymptome sind, die ihrerseits wieder Ursachen haben.

Diese Praktik der Ausklammerung der eigentlichen Ursachen findet sich in klassischer Weise auch bei dem Thema der Osteoporose.

Im Rahmen dieser falschen Betrachtungsweise werden als „Ursachen" das Alter genannt, Hormonmangel, Störungen des Kalkstoffwechsels, Bewegungsmangel. Selbst ungenügende Einlagerung von Calcium in die Knochenstruktur wird als Ursache gehandelt, während sie doch bereits ein klassisches Krankheitssymptom darstellt.

Die medizinische Fachzeitschrift Selecta berichtet z. B. in Heft 20/92 über „Neue Hypothesen zur Genese der Osteoporose":

„Eine Osteoporose entwickelt sich nach allgemeiner Überzeugung dann, wenn die ‚destruktive' Aktivität der Osteoklasten die restaurative der Osteoblasten überwiegt. Therapiekonzepte zielen deshalb darauf ab, die Zahl der Osteoklasten beziehungsweise ihre Aktivität zu reduzieren und damit wieder ein Gleichgewicht zwischen Knochenan- und -abbau herzustellen."

Weiter heißt es dort:

„Die Ergebnisse derartiger Behandlungsversuche sind ... bescheiden: ..." [denn] die gezielte medikamentöse Reduzierung der Osteoklasten-Zahl zieht unter Umständen eine Abnahme auch der Osteoblasten nach sich."

Kommen die Vertreter dieser „Wissenschaft" nicht auf den Gedanken, dass die vermehrte Aktivität der Osteoklasten Ursachen haben muss?

Das Verwirrspiel ist perfekt!

Osteoporose ist ernährungsbedingt

Die ungenügende Berücksichtigung der eigentlichen Krankheitsursachen führt schließlich zu der gefährlichen Schlussfolgerung, dass es sich bei der Osteoporose um ein schicksalhaftes Geschehen im Alter handele und sie daher therapeutisch wenig beeinflussbar oder sogar unheilbar sei.

Wenn man jedoch die Ursachen berücksichtigt, so ist die Osteoporose nicht nur mit Sicherheit verhütbar, sondern therapeutisch so gut beeinflussbar, dass man sogar von Heilungen sprechen kann, wenn die Krankheit nicht durch unzureichende Behandlung über lange Zeit schon zu weit fortgeschritten ist. Dies widerspricht natürlich der üblichen Meinung, die eben dadurch zustande kommt, dass keine Erforschung der wirklichen Ursachen stattfindet.

Da die wissenschaftliche Medizin sich in allen Bereichen – dies kann nicht oft genug wiederholt werden, weil es so unglaubwürdig klingt, aber wahr ist – nur ungenügend mit den wirklichen Krankheitsursachen befasst, ist ihr nicht bekannt, dass es sich bei der Osteoporose um eine klassische ernährungsbedingte Zivilisationskrankheit handelt.

Es handelt sich nicht um eine Krankheit, die nur den alternden Menschen betrifft. Den so genannten „Witwenbuckel" gibt es auch schon bei Jugendlichen. Die zunehmenden Haltungsschäden junger Menschen, der Rundrücken Heranwachsender (Adoleszentenkyphose) – die so genannte Scheuermann'sche Krankheit –, sind eine Folge zivilisatorischer Fehlernährung.

Die mangelnde Beschäftigung mit zivilisatorischer Ernährung als Krankheitsursache führte ja zum lawinenartigen Anwachsen der entsprechenden Krankheiten im Laufe der letzten Jahrzehnte.

Dies gilt gleichermaßen für alle ernährungsbedingten Zivilisationskrankheiten. Dazu gehören:

- **der Gebissverfall** (Zahnkaries, Parodontose, Zahnfehlstellungen – letztere als Folge der Ernährungsfehler der vorigen Generationen),
- **die Erkrankungen des Bewegungsapparates,** die so genannten rheumatischen Erkrankungen, die Arthrose und Arthritis, die Wirbelsäulen- und Bandscheibenschäden, Osteoporose,
- **alle Stoffwechselkrankheiten,** wie Fettsucht, Hypercholesterinaemie, Zuckerkrankheit, Leberschäden, Gallensteine, Nierensteine, Gicht,

- **die meisten Erkrankungen der Verdauungsorgane,** wie Stuhlverstopfung, Leber-, Gallenblasen-, Bauchspeicheldrüsen- sowie Dünn- und Dickdarmerkrankungen, Verdauungs- und Fermentstörungen,
- **Gefäßerkrankungen,** wie Arteriosklerose, Herzinfarkt, Schlaganfall, fehlerhafte Zusammensetzung des Blutes: Thrombosen und Embolien,
- **mangelnde Infektabwehr,** die sich in immer wiederkehrenden Katarrhen und Entzündungen der Luftwege, den so genannten Erkältungen, und in Nierenbecken- und Blasenentzündungen äußert,
- **so genannte Allergien,**
- **manche organische Erkrankungen des Nervensystems,** wie Multiple Sklerose (MS).
- Auch an der Entstehung des **Krebses** ist die Fehlernährung in einem erheblichen Maße beteiligt.

Alle diese genannten Krankheiten sind sozusagen die Vorläufer und Begleiterscheinungen der Osteoporose.

Fehlen bestimmte biologische Wirkstoffe in der Nahrung – und dies ist bei der heute üblichen Zivilisationskost der Fall –, greift der Organismus notgedrungen auf die körpereigenen Depots in den bindegewebigen Organen und Knochen zurück, bevor lebenswichtige innere Organe geschädigt werden.

So ist es auch zu erklären, dass fälschlicherweise einseitig nur „Kalkarmut" bei der lediglich im Röntgenbild sichtbaren Osteoporose diagnostiziert wird.

> *Die größte Zahl der Menschen*
> *stirbt keines natürlichen Todes,*
> *sondern mordet sich selbst*
> *durch eine verkehrte Lebensweise.*
> Seneca

Primäre und sekundäre Osteoporose

In der etablierten Medizin unterscheidet man die primäre Form und die sekundäre Form der Osteoporose. Wenn sich die Fehlernährung am Knochen zeigt, ohne erkennbare andere Begleiterkrankungen an anderen Organen, spricht man von einer *primären* oder idiopathischen Osteoporose

„und meint damit, dass die Krankheitsentstehung beim einzelnen Patienten im Dunkeln bleibt: Das heißt nicht etwa, dass er (der Arzt) über die Entstehung überhaupt nichts weiß, sondern nur, dass er nicht entscheiden kann, wo die Hauptursache der Erkrankung liegt. Ein wichtiger Faktor bei der Ursachensuche ist die familiäre Disposition. Sie besagt, dass die Wahrscheinlichkeit, an Osteoporose zu erkranken, höher ist, wenn die Mutter und Großmutter Osteoporose hatten. Darüber hinaus kennt man zwei weitere Faktoren, von denen man weiß, dass sie für die Entstehung der Erkrankung eine große Bedeutung haben.
1. Die mangelhafte Zufuhr von Calcium mit der Nahrung
2. Der Mangel an Sexualhormonen."
(zitiert aus dem Patientenratgeber „Osteoporose", hergestellt und vertrieben von der Pharma-Firma Sandoz AG, herausgegeben vom „Kuratorium Knochengesundheit").

Ist die Entwicklung der Osteoporose nachvollziehbar und entsteht sie als Folge einer anderen Erkrankung, spricht die etablierte Medizin von *sekundärer* Osteoporose.

„Gemeint sind damit die Osteoporosen, die eindeutig auf eine beschreibbare Ursache zurückgeführt werden können, z. B. langjährige, hochdosierte Behandlung mit Cortisonpräparaten, langjährige Störung der Nahrungsaufnahme durch Erkrankungen der Bauchspeicheldrüse oder des Darmes etc." (Sandoz AG)

Es ist anzunehmen, dass die Leser von Bruker-Büchern sich nicht mehr darüber wundern, dass eine pharmazeutische Firma – wie oben zitiert – Übergriffe in den ärztlichen Sektor vornimmt. Dahinter stecken merkantile Interessen. Bei den vorgenannten Begründungen der Firma Sandoz wird deutlich auf symptomatische Behandlung abgezielt. Das Empfinden, nichts mehr tun zu können, wird schon durch die eingespielte Aussage über „Mutter und Großmutter" hervorgerufen. Damit wird eindeutig suggeriert, dass es sich bei dieser Krankheit um schicksalhafte Vererbung handele.

Die angesprochene mangelhafte Zufuhr von Calcium und Sexualhormonen kann angeblich durch entsprechende Medikamente derselben Firma abgestellt werden.

Erkennen Sie, wie man hier Produktwerbung mit dem Anspruch der „Wissenschaftlichkeit" betreibt? Es bleibt – wie Sandoz richtig sagt – alles im Dunkeln. Da ist ja bekanntlich gut munkeln.

Zur Differenzierung „primäre/sekundäre Osteoporose" sei gesagt, dass man bei einem Menschen, der Osteoporose hat, bei sehr gründlicher Untersuchung immer Veränderungen degenerativer Art auch an anderen Organen findet. Dies ist einzig und allein eine Sache der gründlichen Untersuchung und Ursachenforschung.

Da sich die Schulmedizin aber nicht genügend um Krankheitsursachen kümmert, kommt es zu grotesken Vorstellungen und entsprechenden Formulierungen. Diese an sich unhaltbare Situation ruft medizinische Laien auf den Plan, die heute im Krankensektor nicht nur mitreden, sondern sich zum Teil zu tonangebenden „Experten" machen. Deren hypothetische Darstellung der Krankheitsentstehung stellt nichts anderes dar, als Lücken der Unwissenheit mit bloßen Theorien zu füllen.

Beispiel:

„Die primäre Form ist durch offensichtliche Ursachen gekennzeichnet, während bei der sekundären Osteoporose eine Erkrankung zu Grunde liegt." (Prof. Leitzmann im AID-Verbraucherdienst 2/1992).

Hat eine Erkrankung keine Ursachen?

Auf diese Weise werden Behauptungen anderer „Experten" abgeschrieben und zu einer eigenständigen „wissenschaftlichen" Arbeit zusammengebastelt. Man merkt ihnen an, dass ärztliche Erfahrung und das Wissen um ganzheitliche Zusammenhänge fehlen.

Daraus geht hervor, dass die Unterscheidung primäre und sekundäre Osteoporose vom wissenschaftlichen Standpunkt aus überhaupt nicht haltbar ist.

Ein Erklärer versteht nichts,
weil er das Staunen verlernt hat.
Das Staunen ist der Weg zum Verstehen,
die Mutter der Philosophie,
die Quelle der Ehrfurcht,
der Aufstieg vom Verstehen-Können
zum Verständnis-Haben.
Max Thürkauf

Osteoporose ist keine Alterskrankheit

Die Entstehung benötigt Jahrzehnte

Innerhalb der Bewegungsorgane haben die Weichteile, die Muskeln, Sehnen, Bänder, das straffe und lockere Bindegewebe, einen relativ raschen Stoffwechsel. Sie gehören zu den **tachytrophen** Geweben (griech. tachy = rasch, schnell). Dagegen haben die Knochen einen sehr viel langsameren Stoffwechsel. Sie gehören zu den **bradytrophen** Geweben (griech. bradys = langsam).

Wenn ein Mensch sich zum Beispiel mit Nahrungsmitteln ernährt, die zu wenig Vitamine enthalten, so treten schon nach relativ kurzer Zeit krankhafte Erscheinungen in den tachytrophen Geweben auf. Hierher gehört beispielsweise die Anfälligkeit für Infekte. Dies wirkt sich u. a. so aus, dass so genannte Erkältungskrankheiten durch Umstellung der Nahrung auf eine vitalstoffreiche Ernährung verhältnismäßig rasch heilen und die Anfälligkeit für Infekte nachlässt bzw. ganz aufhört (Näheres s. „Erkältungen müssen nicht sein", emu-Verlag).

Dasselbe gilt auch für Erkrankungen im Bereich der Muskeln, Sehnen und Bänder. Da sie im Vergleich zum Knochen einen raschen Stoffwechsel haben, wirkt sich die Ernährung an diesen Geweben in relativ kurzer Zeit aus. So entstehen in den Weichteilen die Muskel- und Sehnenerkrankungen, die Bindegewebserkrankungen, die zahlreichen Bandscheibenschäden und Gelenkerkrankungen.

Demgegenüber benötigt verständlicherweise der Einfluss auf das bradytrophe Gewebe des Knochens, also ein Gewebe mit langsamem Stoffwechsel, wesentlich längere Zeiten zur Beeinflussung der Stoffwechselvorgänge, d. h. praktisch zur Entstehung einer Krankheit und zur Besserung bzw. Heilung.

Diese Fakten sind der Hauptgrund, weshalb in der üblichen Pathogenese der Knochenerkrankungen, wozu ja auch die Osteoporose gehört, die Ernährung als Ursache so gut wie nicht erwähnt wird. Ein Grund dafür liegt auch darin, dass die große Zahl der bereits erwähnten ernährungsbedingten Zivilisationskrankheiten gar nicht als ernährungsbedingt erkannt und bekannt sind.

Der zweite Grund für die ungenügende Berücksichtigung der Ernährung bei diesen Krankheiten liegt darin, dass sie zu ihrer Entstehung Jahrzehnte benötigen. Dieser Zeitfaktor verschleiert die Zusammenhänge zwischen Ursache und Folge. Dies gilt in ganz besonderem Maße für die Osteoporose. Diese Tatsache führt dazu, dass in der gesamten Osteoporose-Diskussion die Zivilisationskost als Ursache so gut wie gar nicht erwähnt wird. Dies führt ebenfalls dazu, dass man die Osteoporose unter die Alterskrankheiten einordnet.

Demgegenüber ist grundsätzlich festzustellen, dass es überhaupt keine Alterskrankheiten gibt, wenn man sie so definiert, dass ihre Ursache im Alter liegt. Das Alter ist niemals eine Krankheitsursache, vielmehr entstehen zahlreiche Krankheiten im Alter, aber natürlich nicht durch das Alter, sondern dadurch, dass jahrzehntelang zahlreiche Fehler in der Lebensführung gemacht wurden. Diese können sich zwangsläufig erst nach längerer Zeit im Alter äußern.

Die etablierte Medizin, die durch mangelnde Ursachenforschung gekennzeichnet ist, macht es sich zu einfach, wenn sie sich bei vielen Erkrankungen hinter dem Begriff „Alterskrankheiten" versteckt. Dadurch schafft sie gewissermaßen ein Alibi für die eigentlichen Ursachen der Krankheiten, die im Alter auftreten. Dies gilt nicht nur für die Osteoporose, sondern auch für die arteriosklerotischen Gefäßerkrankungen, die degenerativen Erkrankungen der Gelenke, die Arthrose, Arthritis und andere Krankheiten, wie sie auf Seite 23 f. aufgeführt sind.

Es ist auffällig und kennzeichnend, dass diese Krankheiten häufig zusammen mit der Osteoporose auftreten.

Bei allen Erkrankungen der Bewegungsorgane beteiligt sich im Laufe der Zeit natürlich auch das Skelett mit seinem bradytrophen Gewebe, allerdings wesentlich später als im Bereich der tachytrophen Gewebe.

So kommt zwangsweise auch die Tatsache zustande, dass im Krankheitsgeschehen der Osteoporose als Vorläufer und Begleiterkrankungen häufig die Beteiligung der Weichteile anzutreffen ist.

Es ist nichts in der Haut,
was nicht im Knochen ist.
Goethe

Osteoporose – ein Problem des gesamten Skeletts

Von der Osteoporose ist das gesamte Knochenskelett betroffen – und zwar in unterschiedlicher Stärke. Am menschlichen Skelett unterscheidet man drei Abschnitte: Schädel, Rumpf, Extremitäten (Gliedmaßen).

Die Aufgabe der Knochen ist vielfältig. Sie bilden nicht nur das Gerüst des Körpers und geben ihm dessen Formen und Dimensionen, sondern stellen auch quasi Hebel dar, an denen Muskeln, Sehnen und Bänder als Motoren arbeiten können. Sie sind Schutz- und Stützbogen sowie Produktionsstätten für das Knochenmark. Außerdem bilden Knochen Schutzräume, in denen lebenswichtige Organe – wie Gehirn, Lunge, Herz – sicher untergebracht sind.

Je nach Aufgabe sind die einzelnen Knochen ganz verschieden geformt: lang, breit, kurz, flach, würfelförmig oder prismatisch. Ein Wunderwerk der Schöpfung, das wir etwas genauer betrachten wollen, um verstehen zu können, dass der Mensch grobe Fehler machen muss, wenn es ihm gelingt, diese

„perfekte Technik" zu zerstören. Fehler, die der Schöpfer nicht vorausgesehen, die er dem Menschen offensichtlich gar nicht zugetraut hat.

Alle Knochen, insgesamt etwa 240 an der Zahl, sind von Knochenhaut (Periost) überzogen, die nicht nur als Schutzhülle dient. Sie führt die zur Ernährung der Knochen notwendigen Blutgefäße. Der Knochen selbst hat keine Schmerzempfindungsnerven, aber die Knochenhaut. So erklärt es sich auch, dass bei einem Knochenbruch die Schmerzen zunächst nicht so stark sind, aber mit der Schwellung des umgebenden Gewebes zunehmen.

Der Knochen-Überzug (auch Beinhaut genannt) ist nicht nur empfindlich infolge des Nervenreichtums, sondern stellt auch die Bildungsstätte für neues Knochengewebe dar. Von der Knochenhaut ziehen Gefäße in das Innere des Knochengewebes. Alle Gefäße, Nerven und Kanäle sind wiederum im gesamten Körper – also Knochen und Weichteile – miteinander verbunden.

Dort, wo der Muskel mit seinen Sehnen an der Knochenhaut (Periost) ansetzt, kommt es zur Umbildung des Sehnengewebes in Knochengewebe. Bei Erkrankungen des Bewegungsapparates sind die Schmerzen deshalb an diesen Stellen besonders lokalisiert.

Die oberste Schicht eines Knochens ist von fester

Beschaffenheit. Besonders im Mittelstück der langen Knochen ist sie außerordentlich kräftig entwickelt. Sie wird als Randschicht oder Rindenschicht (corticalis) bezeichnet. Im Inneren der Gelenkenden der langen Röhrenknochen, in den kurzen Knochen und in den aufgetriebenen Teilen der platten Knochen findet sich eine aus zarten Knochenbälkchen aufgebaute schwammartige Substanz (spongiosa). Diese Bälkchen sind in ganz bestimmter Form angeordnet, entsprechend den auf den Knochen einwirkenden Zug- oder Druckkräften. In den zwischen diesen Bälkchen liegenden Hohlräumen und in der großen Markhöhle (Mittelstück der Röhrenknochen) findet sich das blutbildende Knochenmark.

Nach der Form der Knochen unterscheidet man:

Röhrenknochen
Sie werden so bezeichnet, weil sie einen großen Hohlraum, die Markhöhle (cavum medullare), umschließen. Sie bilden die Achse der Gliedmaßen (Extremitäten) und stehen durch die verdickten Gelenkenden miteinander in Verbindung. Man unterscheidet den Schaft (Diaphyse) von den beiden mit Knorpel überzogenen Gelenkenden. Typische Beispiele sind Oberarmknochen (Humerus) und Oberschenkelbein (Femur).

Platte Knochen
Dazu gehören die Knochen der Schädelkapsel, die Beckenknochen und Schulterblätter.

Kurze Knochen
Wirbelknochen, Handwurzel- und Fußwurzelknochen.

Unregelmäßig geformte Knochen
Hierher gehören in erster Linie die Knochen des Gesichtsschädels.

Die einzelnen Knochen sind teils durch Gelenke miteinander verbunden, teils starr und unbeweglich durch ineinander greifende Nähte, Letzteres zum Beispiel beim Schädel.

Die Gelenkenden der Knochen tragen einen Überzug von Knorpel, der wie ein Polster wirkt. Eine feste hautähnliche Kapsel, verstärkt durch einige Bänder, die Gelenkkapsel, umschließt das Gelenk im Ganzen. Die Kapsel sondert die nötige Gelenkschmiere ab. Damit ist eine Bewegung ohne Reibung ermöglicht.

Die Wirbelsäule
Die Wirbelsäule bildet die bewegliche Achse unseres Körpers. Sie setzt sich aus 7 Hals-, 12 Brust-, 5 Len-

denwirbeln, dem Kreuz- und Steißbein zusammen. Kreuz- und Steißbein sind fest miteinander verwachsen. Das Kreuzbein ist ursprünglich aus 5 Wirbeln entstanden, die aber nun eine Einheit bilden.

Der Wirbel stellt einen knöchernen Ring dar, der das Wirbelloch umfasst. Jeder Wirbel umfasst einen Wirbelkörper, einen Wirbelbogen, einen Dornfortsatz, zwei Querfortsätze und zwei obere und zwei untere Gelenkfortsätze.

Zwischen den 24 einzelnen Wirbeln finden wir eine aus Faserknorpel bestehende Zwischenwirbelscheibe.

Durch die genau übereinanderliegenden Wirbellöcher entsteht der Wirbelkanal, in dem das Rückenmark verläuft.

Die Härte des Knochens beruht auf Einlagerung von Kalksalzen in das Knochengewebe. Die Verknöcherung des Knochens erfolgt durch die Tätigkeit der Knochenzellen. Nach dem Abschluss des Körperwachstums (etwa 20. Lebensjahr) ist die Verknöcherung des Knochens abgeschlossen.

Der Knochen des Erwachsenen besteht zu etwa 12 % aus organischer Substanz, dem Knochenknorpel oder Ossein, zu etwa 21 % aus anorganischer Substanz. Diese enthält vor allem Kalksalze: etwa 85% Calciumphosphat, 10 % Calciumcarbonat, 1,5 % Magnesiumphosphat, 0,5 % Calciumfluorid und Calciumchlorid und 2 % Alkalisalze. Außerdem enthält der Knochen ca. 15 % Fett und 50 % Wasser.

Die organische Substanz, das Ossein, verleiht dem Knochen ein hohes Maß an Elastizität. Durch die Einlagerung von Kalksalzen bekommt er enorme Festigkeit.

Man unterscheidet Knochenbildungszellen (Osteoblasten), die die Knochengrundsubstanz, das Knochengewebe, produzieren, von Osteozyten. Sobald die Osteoblasten von dem selbst gefertigten Knochengewebe umschlossen sind, nennt man sie Osteozyten (Knochenzellen). Da nicht ständig Knochensubstanz angebaut werden kann, sorgen andere Zellen, die Osteoklasten, für den Abbau.

Während des ganzen Lebens findet ständig ein Auf- und Abbau im Knochen statt. Eine Reihe von Drüsen mit innerer Sekretion (Schilddrüse, Hypophyse, Thymusdrüse, Keimdrüsen und Epithelkörperchen) beeinflussen nicht nur das Knochenwachstum, sondern auch die Erhaltung seines funktionstüchtigen Zustandes.

Der Knochen ist zwar hart, starr und nicht mit Schmerzempfindungsnerven ausgestattet, aber doch ungemein lebendig. Er ist außerordentlich gefäßreich und von unzähligen Blutströmen durchzogen, so dass er aufs Innigste mit dem gesamten Stoffwechsel in Verbindung steht. Ausgenommen ist das Zahnbein, das Dentin. Es ist im Gegensatz zu den übrigen Knochen nicht von Gefäßen und Zellen durchzogen, sondern eine so harte Substanz, dass sie von der Natur als das unempfindlichste und stabilste Organ vorgesehen ist. Mit Hilfe der schädlichen Fabriknahrungsmittel, vorwiegend in Form von isoliertem Zucker, sind die Zähne jedoch zerstörbar und somit zum auffälligsten und augenfälligsten Gradmesser für Gesundheit und Krankheit geworden.

Der Mensch ist, was er isst. Der Knochen ist selbstverständlich so beschaffen, wie er ernährt wird. Er kann, wie alle anderen Organe auch, nur „Kriegsware" produzieren, wenn ihm der gesundheitsnotwendige Stoff nicht oder nur mangelhaft zur Verfügung steht.

Abbauvorgänge nach dem 30. Lebensjahr?

Wie den vorangehenden Ausführungen zu entnehmen ist, wird der Knochen von Knochenzellen (Osteoblasten) gebildet. Man hat aber auch knochenabbauende Zellen (Osteoklasten). Der Knochen ist also kein einmal für immer fertiges Gebilde. Es finden sich – je nach Funktion – aufbauende und abbauende Prozesse, die beim gesunden Menschen unabhängig vom Alter ständig ablaufen.

Die Vorstellung, dass lediglich während der Kindheit und Jugend ein Aufbau der Knochenmasse erfolgt und ab etwa dem 30. Lebensjahr sich die Knochenmasse verringert, ist so nicht haltbar. Der Denkfehler liegt ganz einfach darin, dass man hierbei das Krankhafte zur Norm erhebt. Solche Vorstellungen sind für den gesunden Menschen nicht zutreffend.

Da aber die Menschen in der so genannten Zivilisation leben, sind sie alle denselben Gegebenheiten (z. B. fabrikatorisch hergestellte Nahrung) und somit degenerativen Prozessen ausgesetzt. Man findet ja kaum noch kerngesunde Menschen. Dies berechtigt aber nicht dazu – wie im Fall der Osteoporose –, das Krankhafte zur Norm zu erklären.

Wollte man parallele Vorgänge nehmen, müsste man für alle anderen Organe ähnliche Abläufe gelten lassen. Es müssten also das Herz, die Nieren, Magen, Lunge, Leber und das Gehirn ebenfalls bis zum 30. Lebensjahr aufgebaut werden – danach begänne der Abbau. Man denke an die großartigen geistigen Leistungen berühmter Musiker, Dichter und Schriftsteller, die bis ins hohe Alter Hervorragendes vollbrachten, ja eigentlich in hohem Alter erst vollkommen in ihren Werken waren, oder an die körperlichen Leistungen vieler alter Menschen, um zu erkennen, dass diese Behauptungen nicht stimmen können und ad absurdum zu führen sind. Da der Mensch ein Individuum ist, spielen selbstverständlich Erbmasse, Konstitution und individuelle Besonderheiten eine Rolle.

Der Abbau der Knochen und anderer Organe jenseits des 30. Lebensjahres ist also – entgegen üblicher Behauptung – kein natürlicher Alterungsprozess, sondern – wenn vorhanden – bereits ein krankhafter Vorgang.

Als Begründung wird vonseiten der etablierten Medizin die zunehmende Knochenbrüchigkeit im Alter angeführt. Wenn ältere Menschen fallen und sich die Knochen brechen, hat dies nichts mit dem

Alter zu tun, sondern damit, dass diese Menschen lange Zeit – oft Jahrzehnte – zivilisatorische Mangelkost zu sich genommen haben. Eine Unterversorgung mit biologischen Wirkstoffen führt zwangsläufig zur Mangelernährung auch des Knochens und somit zu dessen vermehrter Brüchigkeit.

Der betreffende Mensch fällt aber nicht, weil „die Knochen brüchig" sind, wie man fälschlicherweise immer wieder lesen kann, sondern weil der gesamte Bewegungsapparat – und dazu gehören Gelenke, Muskeln, Sehnen, Bänder, Bindegewebe – krank ist und in Mitleidenschaft gezogen wird. Da Unsicherheit und Haltlosigkeit infolge dieser Stoffwechselkrankheit auftritt, kann der Sturz nicht abgefangen und verhindert werden. Der Knochen stolpert also nicht, er trägt aber die Folgen!

Die Volksseuche Rheuma – und Osteoporose ist eine Teilerscheinung dieses Krankheitsbildes – spielt sich an **allen** Körperteilen ab. Zu Recht bedeutet das Wort Rheuma (aus dem Griechischen stammend) die „Wandernde", „Wechselnde". Da fast alle ernährungsbedingten Zivilisationskrankheiten eine längere Anlaufzeit benötigen (Ausnahme ist die rasch auftretende Zahnkaries), können sie sich zunächst im Laufe von etwa 20 Jahren schleichend und unbemerkt entwickeln. Wenn die Krankheit sich durch Schmerzen bemerkbar macht, ist sie streng genommen bereits in ein unheilbares Stadium eingetreten. Beispiel: Entsteht ein Loch im Zahn, das Schmerzen hervorruft, so kann der Zahn nur noch repariert werden. Heil im ganzheitlichen Sinne ist er dann nicht mehr. Man kann aber durch richtige Ernährung verhindern, dass auch andere Zähne kariös werden.

Es überrascht nicht, dass die Schulmedizin rätselt, nach Ursachen forscht und bei der Osteoporose das düstere Bild der fast alle Menschen bedrohenden unausweichlichen Alterskrankheit an die Wand malt.

Nein, die Krankheit ist nicht typisch für das Alter eines Menschen, sondern sie zeigt sich *im* Alter aufgrund vorausgegangener jahrzehntelanger Ernährungsfehler. Sie kommt also nicht *durch* das Alter, sondern *im* Alter.

Osteoporose – Spätrachitis im Alter

Nicht Kalkmangelsyndrom, sondern Kalkverwertungsstörung

Man weiß, dass die Rachitis beim Kleinkind gekennzeichnet ist durch mangelnden Einbau von Calcium in den Knochen. Hier liegt der Vergleich zur Osteoporose, die ja auch durch „Kalkmangel" gekennzeichnet ist, auf der Hand. Parallelen zeigen sich auch darin, dass die Rachitis nicht durch Verordnung von Kalkpräparaten geheilt werden kann, sondern nur durch die Gaben von Vitamin D und durch Sonne.

Sowohl die Rachitis wie auch die Osteoporose stellen kein Problem des Calciummangels dar, sondern der Calciumverwertung. In diesem Sinne kann man die Osteoporose als eine Art Spätrachitis ansehen. Ein Unterschied liegt lediglich darin, dass die Rachitis sich nicht an einem voll ausgebildeten fertigen Knochen abspielt, sondern an einem noch in der Entwicklung befindlichen jugendlichen Knochen. Aber in beiden Fällen handelt es sich eben nicht um ein **Kalkmangelsyndrom**, also um ein Syndrom, das durch Kalkmangel in der Nahrung verursacht ist, sondern um eine **Kalkverwertungsstörung**. Dies ist ein deutlicher Hinweis, wie fernab vom eigentlichen Problem bei der üblichen Osteoporosebehandlung Calcium im Zentrum steht.

Genauso wenig wie die Rachitis ein Problem der Kalkzufuhr mit der Nahrung ist, genauso wenig ist dies bei der Osteoporose der Fall. Trotzdem spielt bei den üblichen Abhandlungen über Osteoporose das Calcium eine zentrale Rolle. Diese Kalkdebatte geht völlig am eigentlichen Problem vorbei. Aber gerade um diesen bedeutungslosen Faktor des Calciums dreht sich scheinbar alles. Dies entspricht aber völlig einem oberflächlichen laienhaften Denken der Nicht-Wissenschaftler. Für den Laien wäre es naheliegend anzunehmen, dass der mangelhafte Calciumgehalt im Knochen eben darauf beruht, dass der Mensch sich mit der Nahrung nicht genügend Calcium zuführt. Tatsächlich aber bewegt sich die umfangreiche, aber unzureichende „wissenschaftliche" Diskussion um den Kalkgehalt in der Nahrung auf dieser laienhaften Ebene.

Deshalb kann nicht oft genug betont werden, dass es sich sowohl bei der Rachitis wie auch bei der Osteoporose um ein Kalkverwertungsproblem und nicht um ein Kalkmangelsyndrom handelt.

Wie erklären sich denn wohl die Verfechter der „Kalkmangeltheorie", dass ein und derselbe Patient in den Knochen Kalkmangel hat, aber an anderer Stelle – z. B. in den Gefäßen – Kalkablagerungen? Kommen sie nicht auf den Gedanken, dass es niemals an der zugeführten Kalkmenge liegen kann, sondern an einer Stoffwechselstörung liegen muss und dass es gilt, die Ursachen, die dieser Störung zugrunde liegen, zu beseitigen?

Nach Ansicht des Milch-Professors Edmund Renner von der Universität Gießen leiden immer mehr Menschen an Osteoporose, weil sie in ihrer Kindheit und Jugend zu wenig Milch getrunken haben. Hier liegen Denkfehler auf der Hand. Wie wir gesehen haben, hängt die Einlagerung des Calciums in den Knochen nicht von der zugeführten Menge ab, sondern von den wichtigen biologischen Wirkstoffen in der Gesamtnahrung, die die richtige Verwertung garantieren. Zum anderen erkranken gerade die Jahrgänge, denen bereits seit Jahrzehnten von der Milchwirtschaft das tägliche Milchtrinken als lebensnotwendig empfohlen wird. Da der Milchkonsum nicht rückläufig, sondern steigend ist, besteht ein Widerspruch in der Aussage Renners.

Er ist jedoch Vertreter der Milchwirtschaft, daher kann man sogar Verständnis für seine vehement vorgetragene Theorie aufbringen, denn „Wes Brot ich ess, des Lied ich sing" (s. auch „Der Murks mit der Milch", Bruker/Jung, emu-Verlag).

Man muss Prof. Dr. A. Gehrke von der Medizinischen Hochschule Hannover völlig zustimmen, wenn er darauf hinweist, dass Osteoporose an sich keine Calciummangelkrankheit ist, sondern der Einbau des Calciums in die Knochen durch Vitamin-D-Mangel gestört ist. Er fordert daher mit Nachdruck wohldosierte Sonnenbäder, da das Vitamin D nur durch ultraviolette Strahlen im Körper erzeugt werden kann. Hart wendet Gehrke sich gegen die Anti-Sonnen-Angstkampagnen, denn weltweit verarmen gerade auch ältere Menschen an Vitamin D.

Vitamin D entsteht durch ultraviolette Bestrahlung von Ergosterin. Man kann also seinen Vitamin-D-Bedarf dadurch decken, dass man Vitamin-D-haltige Arzneimittel, wie Lebertran oder Vigantol, einnimmt oder dass man sich in natürlicher Weise dem Sonnenlicht aussetzt. Beides – Lebertran und Sonnenbäder – sind hervorragende Vorbeugungsmethoden gegen Osteoporose.

Noch einfacher als die gesonderte Zufuhr von Vitamin D ist natürlich eine vitalstoffreiche Vollwertkost, die automatisch ausreichend Vitamin D enthält.

Dass Sonnenlicht Rachitis heilt, weiß man schon seit Generationen. In diesem Zusammenhang muss ausdrücklich darauf hingewiesen werden, dass die Warnung vor angeblich vermehrtem Hautkrebs durch Sonnenbestrahlung unberechtigt ist. Weil die Panikmeldungen infolge des Ozonlochs zunehmen, soll der Sonne ein Kapitel gewidmet werden.

> *Es geht nicht darum, die moderne Naturwissenschaft zu verteufeln, sondern den Teufel zu zeigen, der in ihr sitzt.*
> Max Thürkauf

Keine Angst vor Sonne

In zunehmendem Maße wird allenthalben in der Presse vor der Sonne gewarnt, da dadurch Hautkrebs entstünde. Es erscheint daher notwendig, gegen diese pauschale Angstmacherei vor der Sonnenbestrahlung ein Gegengewicht zu schaffen.

Zunächst ist, wie bei allen Gesundheitsgefahren durch schädliche Einwirkungen irgendwelcher Art, auf etwas Gemeinsames hinzuweisen, das ist die Dosierung. Es ist allgemein bekannt, dass es auf die Dosis ankommt, ob ein Pharmakon nützlich oder schädlich ist. Die Dosis macht's! Dies gilt für chemische Stoffe in Arzneien und Pflanzen genauso wie für physikalische Reize.

Wir kennen die Heilwirkung von kaltem Wasser in der Hydrotherapie bei sachgemäßer Anwendung und die tödliche Wirkung von Kälte bei langdauernder Einwirkung oder tiefen Temperaturen. Dies gibt aber keine Berechtigung, vor Kälte grundsätzlich zu warnen. Dasselbe gilt für die Anwendung von Wärme und Hitze im täglichen Leben und im therapeutischen Bereich. So ist selbstverständlich auch bei der

Sonne Nutzen oder Schaden von der Dosierung abhängig. Trotzdem ist es eigentlich nicht notwendig, vor der Sonne zu warnen, da die Erfahrung gelehrt hat – und sie ist jedermann bekannt –, dass kurzfristige Überdosierung die akute Reaktion des Sonnenbrands, heute oft fälschlicherweise als Sonnenallergie bezeichnet, auslöst. Diese Reaktion ist jedermann bekannt, sodass davor nicht extra gewarnt werden muss.

Ganz anders als bei dieser akuten Überdosierung liegen die Verhältnisse bei langfristiger Einwirkung der Sonne. Und gerade diese Art der langdauernden Sonneneinwirkung ist es, gegen die sich die übliche Warnung wendet. Hier aber schützt sich der Organismus selbst durch die Bräunung der Haut. Pigmentarme Menschen, bei denen es nicht zu der Schutzwirkung durch Bräunung kommt, kommen sowieso nicht in die Versuchung langdauernder Sonnenbestrahlung, da sie diese nicht vertragen, indem sie durch ein akutes Erythem gewarnt bzw. geschützt sind. Menschen jedoch, die durch Bräunung der Haut, also durch vermehrte Pigmentbildung, geschützt sind, brauchen vor weiterer Sonneneinwirkung keine Angst zu haben. Die mehr oder weniger starke Pigmentierung der Haut stellt einen sicheren Schutz davor dar, dass weitere Ultraviolettstrahlungen in die Tiefe dringen können.

Findet keine Sonnenbestrahlung mehr statt, so bildet sich die Hautbräunung allmählich zurück und kehrt bei erneuter Einwirkung ultravioletter Strahlen wieder. Hier stellt sich in wunderbarer Weise ein Gleichgewicht ein als Zeichen einer naturgegebenen Anpassung des Menschen an die Verhältnisse seiner Umwelt.

Die ständige Warnung in der Presse vor Sonne findet natürlich nicht deshalb statt, weil die Sonne akute Hautrötung (Sonnenbrand) auslösen kann, sondern weil die Sonne Hautkrebs hervorrufen soll. Diese Warnung beruht zum Teil auch darauf, dass es durch die künstlichen Solarien möglich ist, sich in einem höheren Maße ultravioletten Strahlen auszusetzen, als es die Sonne allgemein gestattet. Dabei ist in der Presse zu lesen: „Naturgemäß sind Hellblonde, also wenig pigmentierte Menschen, mehr Sonnenbrand- und damit auch Hautkrebs-gefährdet als dunklere Typen." Durch diese Aussage wird der falsche Eindruck erweckt, als ob eine Haut, die zu Entzündungen neigt, auch für Krebs vermehrt anfällig ist. Dies ist aber nicht der Fall. Die Fakten liegen im Gegenteil umgekehrt. Entzündung ist sozusagen ein Gegenpol des Krebses. Menschen zum Beispiel, die zu Entzündungen neigen, sind weniger krebsanfällig. So findet man bei Menschen, die an Krebs erkranken, in ihrer Vergangenheit geringe Neigung zu Entzündungen. Man hat auch schon beobachtet, dass ein beginnender Hautkrebs verschwindet, wenn zufällig eine Wundrose darüber hinweggegangen ist.

Ferner kann man lesen: „Wer ein Solarium benutzt, sollte dies bedenken: Wenn Hautveränderungen vorliegen, aus denen leicht einmal Krebs werden könnte, muss jegliche Ultraviolettbestrahlung streng vermieden werden." Auch diese Aussage ist irreführend, indem mit ihr der Eindruck erweckt wird, als ob ein Hautkrebs aus einer anderen Krankheit entsteht.

Wenn ferner behauptet wird, dass durch ultraviolette Strahlen Pigmentflecke und herdförmige Verhornungen entstünden, die im Laufe der Zeit in krebsartige Hautgeschwülste übergehen können, so stimmt dies insofern nicht, als krankhafte Pigmentflecken und Verhornungen nicht die Folge von ultravioletten Strahlen sind, sondern bereits Krankheitserscheinungen darstellen.

Auch die Ansicht, dass eine alternde Haut im Zusammenhang mit Sonnenbestrahlung krebsanfälliger wäre, bedarf derselben Korrektur. Das Alter selbst ist keine Krebs-Ursache, genauso wenig wie die ultravioletten Strahlen. Wenn die Haut im Alter krebsanfälliger ist, so keinesfalls wegen des Alters, sondern weil logischerweise Krebsursachen umso länger einwirken, je älter der Mensch wird. Wenn also heute mehr Menschen an Hautkrebs erkranken als früher, so ist dies lediglich eine Parallele dazu, dass Menschen heute überhaupt mehr Krebs bekommen als früher. Das heißt mit anderen Worten, dass die Zunahme von Hautkrebs dieselben Ursachen hat wie die Zunahme der Krebse anderer Organe. Die ultravioletten Strahlen gehören aber keineswegs zu den Ursachen des Krebses. Also stellt auch die Vermeidung der Sonne keine sinnvolle Krebsverhütungsmaßnahme dar, und damit ist auch die Warnung vor Sonne als Krebsursache unberechtigt und unbegründet. Wäre die Sonnenbestrahlung eine Ursache des Hautkrebses, so müsste folgerichtig die Zunahme des Hautkrebses dadurch verursacht sein, dass die Sonne mehr scheint als früher. Hautkrebs müsste auch in sonnenreichen Ländern häufiger sein als in nördlichen Gegenden. Dies ist aber nicht der Fall.

Der Entwicklung des Krebses liegen Stoffwechselstörungen zugrunde, die langfristig einwirkende Ursachen zur Voraussetzung haben. Als solche echte Ursachen kommen in Frage: in erster Linie ionisierende Strahlen als terrestrische und kosmische Strahlen, Röntgenstrahlen, radioaktive Isotope aus Atomkraftwerken, zahlreiche chemische Stoffe auf vielfältigen Wegen, über das Wasser, die Luft, den Boden, die Nahrungsmittel und Medikamente. Viele Stoffe werden nur in kleinen Mengen zugeführt, wirken aber krebserzeugend durch langfristige Einwirkungen, Summation und Potenzierung. Jahrtausendelang befand sich die Menschheit in einem biologischen Gleichgewicht mit den natürlichen kosmischen und terrestrischen Strahlen. Dies hat sich grundsätzlich gewandelt, seitdem es dem Menschen gelungen ist, künstlich ionisierende Strahlen durch Röntgengeräte und die Atomkernspaltung zu erzeugen. Die ultravioletten Strahlen gehören aber nicht in diesen Bereich. Auch aus diesem Grunde ist eine Warnung vor ultravioletten Strahlen durch Sonne und künstliche Höhensonne nicht berechtigt.

Auch die Ursachen der sehr bösartigen Melanome liegen nicht in der Einwirkung von Lichtstrahlen, sondern in demselben Bereich wie die übrigen Krebsursachen auch.

Die richtige Akzentsetzung bei der Entstehung der vielfältigen Ursachen des Krebses ist auch deshalb notwendig, damit nicht durch Beschuldigung harmloser Faktoren von den eigentlichen ernst zu nehmenden Ursachen des Krebses abgelenkt wird. Eine Entwarnung vor den ultravioletten Strahlen, die in Bezug auf die Krebsentstehung relativ harmlos sind, erscheint daher notwendig.

Gebrauch stärkt – Nichtgebrauch schwächt

Da jedes Organ nach dem alten Spruch „Gebrauch stärkt – Nichtgebrauch schwächt" eine Betätigung benötigt, führen Erkrankungen der Muskeln, Sehnen, Bänder und Bindegewebe bei den häufigsten Gelenkerkrankungen zu einer verringerten Tätigkeit der Bewegungsorgane. Diese herabgesetzte Funktion wirkt sich auch nachteilig auf die Funktion der Knochen aus. Diese Zusammenhänge sind bei der Osteoporose von größter Wichtigkeit. Hier ist auch der Zeitpunkt, um etwas über die Schmerzhaftigkeit der Osteoporose zu sagen.

Streng genommen ist der Anteil des Knochens bei der Osteoporose nicht schmerzhaft, denn der Knochen selbst enthält – wie bereits erwähnt – keine Schmerzempfindungsnerven. Schmerzempfindlich ist lediglich die Knochenhaut, das Periost. Die Schmerzen, die bei einer Osteoporose auftreten, beruhen immer auf einer Schmerzhaftigkeit der Weichteile, also der beteiligten Muskeln, Sehnen, Bänder und des Bindegewebes. **Das heißt, dass es** eine isolierte Osteoporose ohne Beteiligung der anderen Bewegungsorgane nicht gibt.

Schon die Schmerzhaftigkeit der Muskeln, Sehnen, Bänder und des Bindegewebes bei allen so genannten rheumatischen Erkrankungen führt sekundär und zwangsläufig zu einer verringerten Bewegungsfähigkeit. Auch daran beteiligt sich automatisch der Knochen. Die Schmerzhaftigkeit des Bewegungsapparates ist also in zweifacher Hinsicht von Bedeutung. Sie führt einmal aus Schonungsgründen zu einer verringerten Bewegung, und die eingeschränkte Funktion führt in der Folge auch zu einer geringeren Betätigung des Knochens, was sich sekundär wiederum in einer mangelnden Einlagerung von Calcium in den Knochen äußert.

Das heißt also, dass die „Stoffanforderung" bzw. das „Abrufen" des Minerals Calcium in geringerem Maße erfolgt, wenn infolge Bewegungsmangel weniger Energie verbraucht wird.

Ist aufgrund einer Krankheit längere Zeit Bettruhe erforderlich oder wird ein Körperteil (Arm oder Bein) ruhig gestellt, kann man bereits nach verhältnismäßig kurzer Zeit erkennen, dass die Spannkraft und Festigkeit der Muskeln, des Bindegewebes nachlässt.

Es ist bekannt, dass durch gezielte Übungen oder sportliche Maßnahmen Muskeln, Sehnen und Bänder trainiert werden können. Bei längerem Nichtgebrauch erschlaffen sie wieder.

Osteoporosekranken, die unter Schmerzen leiden, ist jedoch nicht mit der Empfehlung geholfen, viel zu gehen. Im Gegenteil: Bewegung unter Schmerzen führt zu weiterer Verspannung und Verkrampfung.

Nach Abklingen der akuten Schmerzen sind als symptomatische Maßnahmen Massagen und heilgymnastische Übungen angezeigt.

> *Hinter der analytischen Forschung versteckt und verschanzt sich das Geschäft, welches nach Umsätzen und materiellem Gewinn strebt und Erkenntnisse zu entmachten bestrebt ist, die dem Verkauf und Vertrieb bestimmter Produkte entgegenstehen. Die Wissenschaft wird zu einer Hure des Geschäfts abgewertet.*
> Helmut Mommsen

Fragwürdige Therapien

Vom Sinn und Unsinn des Röntgens

Es muss betont werden, dass die Diagnose Osteoporose nur mittels einer Röntgenaufnahme festgestellt werden kann. Dies gilt vor allem für die Messung der Knochendichte, d. h. des Kalkgehalts des Knochens. Ob aber der Knochen mehr oder weniger Kalk enthält, äußert sich in keinem Fall mit Schmerzen. Ein kalkarmer Knochen schmerzt also nicht mehr als ein kalkhaltiger. Dies bedeutet, dass bei einem Menschen, bei dem im Röntgenbild ein geringerer Kalkgehalt des Knochens festgestellt wird, dadurch keinerlei Schmerzen entstehen. Die Schmerzen sind also – wie im vorigen Kapitel erwähnt – immer an die gleichzeitig beteiligten Weichteile gebunden. **Noch prägnanter ausgedrückt bedeutet dies, dass es eine isolierte Osteoporose ohne Beteiligung der übrigen Bewegungsorgane gar nicht gibt.** Die Osteoporose ist also immer nur eine röntgenologisch feststellbare Beteiligung des Knochens bei Erkrankungen der Bewegungsorgane.

Klar und unmissverständlich sei gesagt, dass jeder Mensch sich vor der bedeutungslosen Diagnose Osteoporose schützen kann, wenn er so klug ist, sich keine gesundheitlich nachteilige Röntgenaufnahme des Knochens machen zu lassen.

Eine Röntgenaufnahme des Knochens ist lediglich notwendig, wenn etwa ein Unfall stattgefunden hat, um dann einen Knochenbruch auszuschließen, oder wenn zum Beispiel eine Krebserkrankung vorliegt, bei der Metastasen im Knochen ausgeschlossen werden sollen.

Bei Erkrankungen der Bewegungsorgane, die man auch als Rheuma zusammenfassen kann, ist eine Röntgenaufnahme des Knochens absolut überflüssig, denn ob der Knochen mehr oder weniger kalkhaltig ist, ist für die Behandlung oder den Verlauf der Behandlung ohne Belang.

Dieses Buch hat also nur Bedeutung für die Menschen, die so unklug waren, sich röntgen zu lassen, und als Warnung für die anderen, sich nicht röntgen zu lassen. Auf diese Weise behalten sie ihren Seelenfrieden, der allerdings nach einer Röntgenaufnahme verloren gegangen ist.

Diese harte Aussage weist zugleich darauf hin, dass zur Beurteilung eines rheumatischen Prozesses – vorwiegend Arthritis, Arthrose – eine Röntgenaufnahme des Knochens unnötig ist. Der Mensch, der in diesen Fällen eine Röntgenaufnahme unterlässt, entgeht nicht nur der Gefahr, die die Folgen einer nichtssagenden Diagnose mit sich bringt, sondern er handelt auch in hohem Maße sozial, wenn er der Krankenkasse die Kosten für diese unnötige Maßnahme erspart. Ob der Knochen mehr oder weniger Kalk enthält – etwas anderes kann durch eine Röntgenaufnahme ja gar nicht festgestellt werden – ist für eine Behandlung völlig ohne Bedeutung.

Dass radioaktive Strahlen – und um solche handelt es sich bei einer Röntgenaufnahme – nicht harmlos sind, weiß heute jedermann. Warum soll jemand, der dies weiß, sich unnötigen Schädigungen aussetzen? Dies muss ganz krass ausgesprochen werden, um nicht nur klarzumachen, wie falsch, sondern auch wie unnötig derartige Röntgenaufnahmen des Knochens bei einer Erkrankung der Bewegungsorgane sind.

Wenn man bedenkt, dass **jährlich mehr als 20 000 Menschen an den Folgen der Röntgenuntersuchungen sterben** (laut Angaben der Gesellschaft für Strahlenschutz vom Juni 1990), erscheint das unnötige Röntgen in noch gefährlicherem Licht. Die tödlichen Folgen durch **Röntgentherapie** sind in der o. g. Ziffer nicht enthalten. Die Zahlen liegen noch wesentlich höher.

Es soll auch nicht verschwiegen werden, dass dabei wirtschaftliche Aspekte eine Rolle spielen.

Leider tragen die Ärzte bei dieser Neigung zum

häufigen Röntgen einen nicht geringen Grad an Schuld. Diese Anmerkung sei mir als Arzt gestattet.

Es wird behauptet, dass Frauen häufiger an Osteoporose erkranken als Männer. Konkret bedeutet dies, dass Röntgenaufnahmen der Knochen bei Frauen weniger Kalkdichte zeigen als bei Männern. Dies stellt aber keineswegs einen Krankheitsbefund dar, sondern ist eine physiologische Eigenschaft. Der Knochenbau bei Männern ist im Durchschnitt kräftiger als bei Frauen. Natürlich muss dabei berücksichtigt werden, dass es auch Männer mit zierlichem Knochenbau und Frauen mit starkem Knochenbau gibt, wie man überhaupt grundsätzlich auch Männer mit weiblichem Einschlag und solche mit männlichem Einschlag finden wird. Umgekehrt gilt dies natürlich auch für Frauen. Dabei handelt es sich nicht um etwas Krankhaftes. Es ist selbstverständlich, dass bei allen medizinischen Beurteilungen die jeweilige Konstitution und das Geschlecht berücksichtigt werden müssen.

Wenn nun die Diagnose Osteoporose nur nach dem Röntgenbild gestellt wird – ohne Berücksichtigung der besonderen Konstitution – und Frauen im Durchschnitt einen zarten Knochenbau haben, so ist es verständlich, dass es zwangsläufig zu der falschen Beurteilung kommen muss, dass Frauen häufiger an Osteoporose „leiden". Natürlich „leiden" die Frauen an ihrem zarten Knochenbau nicht.

Bei der Beurteilung eines Röntgenbildes, wie auch bei der Beurteilung anderer Befunde, spielt selbstverständlich das subjektive Empfinden des Betrachters eine wesentliche Rolle, so dass einem Urteil der Nachteil des Subjektiven anhaftet. Die Messungen der Kalkdichte sind daher nie streng objektiv und somit relativ wertarm.

Zur Entscheidung, ob ein krankhafter Prozess vorliegt, wäre es auch notwendig, einen Vergleich des betreffenden Knochens mit einer Röntgenaufnahme aus früheren Zeiten vorzunehmen. Hier müssen gegen die neuerliche Tendenz, häufiger und regelmäßiger Röntgenaufnahmen zu machen, starke Bedenken angemeldet werden. Sicher ist der Schaden durch häufiges Röntgen größer als das Fehlen von Vergleichsmöglichkeiten. Natürlich kann sich jeder Mensch diesem Vorhaben entziehen, indem er sich einer gesunden Lebensführung befleißigt. Was braucht einen gesunden Menschen seine Knochendichte zu interessieren?

Hier ist der Gedanke nicht unberechtigt, wie weit es sich bei diesen Maßnahmen um eine neue Form unnötiger medizinischer (medizynischer) Aktivitäten handelt.

Leider wird immer wieder vonseiten der Ärzte

die Harmlosigkeit der Knochendichtemessung betont. Es kommt nicht selten vor, dass behauptet wird, es handele sich dabei nicht um Röntgenstrahlen. Sicher ist, dass bei der Messung der Knochendichte radioaktive Strahlung eingesetzt wird. Im Gespräch sind Untersuchungen durch Sonographie (Ultraschall). Wem ist damit geholfen, dass man die Knochendichte weiß? Dem Hersteller derartiger Geräte und den Anwendern. Dem Patienten nicht.

Viel hilft viel?

Etwa 10 Millionen Bundesbürger sollen von Osteoporose betroffen sein. Die Zahl liegt aber wesentlich höher, nämlich bei mehr als 20 Millionen, da Osteoporose ja zum rheumatischen Formenkreis gehört. Und von Rheuma, Ischias, Arthritis, Arthrose, Bandscheibenschäden, also Erkrankungen des Bewegungsapparates, sind in der Bundesrepublik rund ein Drittel der Gesamtbevölkerung in zunehmendem Maße betroffen.

Aufgeschreckt durch die steigende Kostenlawine – Knochenbrüche (Frakturen) mit kostenintensiven Operationen und deren Folgen nehmen zu – sinnt man auf Abhilfe und bietet zweifelhafte Mehrfachtherapien an, in der Hoffnung, dass bei der Mannigfaltigkeit des Programms eine der Verordnungen schon helfen wird.

Clevere Kurorte werben bereits mit der „Osteoporosekur", deren Maßnahmen hier stellvertretend für andere ambulante Verordnungen angeführt werden sollen.

Die erste Stelle nimmt dabei die **Schmerzlinde-**

rung in Form von Wärmetherapien ein (Bäder, Packungen, Massagen).

Zweites angebotenes Behandlungsziel ist die **Funktionsverbesserung** (Gymnastik, Übungen, Bewegungsbäder).

Drittes Behandlungsziel: **Sekundärprävention im häuslichen Umfeld.** Dazu zählt an erster Stelle medizinische Beratung über Östrogen-, Gestagen-, Fluorid-, Calcium- und Calcitonin-Therapie.

Unter weiteren Punkten wird die Ernährung angeführt, die sehr calciumhaltig sein sollte.

Als wichtige Behandlungsmaßnahme wird die medikamentöse Therapie betont.

In der Ernährungsberatung werden für Osteoporosekranke und -gefährdete verwirrende und dazu noch falsche Ratschläge folgender Art verbreitet:

„Was erhöht das Risiko der Osteoporose?

Zu viel Fleisch, Salz, Limonaden, Kaffee, Rauchen, wenig Bewegung, Extremsport (wenn dadurch die Monatsblutung ausbleibt), fettes Essen, Alkohol; wenn die Gebärmutter oder die Eierstöcke entfernt wurden; helle Haut, graziler Bau, wenig Milch.

Ist die Calcium-Zufuhr gering, werden körpereigene Reserven angegriffen, d. h. Knochen werden abgebaut. Die Nahrung ist deshalb rechtzeitig auf calciumhaltige Kost umzustellen.

Wie hoch ist der Bedarf an Calcium?

Der tägliche Mindestbedarf an Calcium liegt bei 800 mg (1 Liter Milch = 1200 mg Ca) und kann leicht durch Milchprodukte gedeckt werden. Die Calciumaufnahme soll besonders in den Wechseljahren und auch nachher auf etwa 1200 mg pro Tag gesteigert werden.

Vor allem Milch und Käse sind wertvolle Calcium-Spender; wer Milchprodukte ablehnt, kann diese durch Nüsse, Mandeln oder Sesamsamen ersetzen. Obst (Orangen, Beeren, Datteln, Feigen) enthält nur geringe Mengen Calcium. Auch in verschiedenen Gemüsesorten und Kräutern ist reichlich Calcium enthalten, wie etwa in Blattsalaten, Kohlrabi, Kohl, Petersilie und Schnittlauch.

Calcium-Räuber

Einige Nahrungsmittel enthalten sowohl Calcium als auch Oxalsäure, wie z. B. Spargel, rote Bete, Mangold, Rhabarber und Spinat; das in ihnen enthaltene Calcium kann nicht verwertet werden, weil die Aufnahme gleichzeitig durch den Oxalsäurebestandteil verhindert wird. Auch reine Vollkornernährung ist bezüglich der Calciumaufnahme nicht unproblematisch, da Getreide in seinen äußersten Schichten sog. Phytate (Salze der Phytinsäure) enthält, die einer Aufnahme und Verwertung des Calciums entgegenwirken.

Tipp für Müsli-Esser: immer reichlich Milch dazu trinken!

Weitere Tipps und Tricks zur Aufwertung der Nahrung:

Quark mit 10 g Petersilie mit Magermilchpulver angereichert	335 mg Ca
100 g Magerquark mit 100 g Himbeeren mit 10 g Magermilchpulver	126 mg Ca

Gibt man zusätzlich 10 g Sesamsamen unter die Quarkspeise, so erhöht sich der Calciumgehalt um jeweils 78 mg."

(Quelle: Kuratorium Knochengesundheit)

Hat der betroffene Patient Pech, wird ihm außer den vorgenannten falschen und haarsträubenden Empfehlungen des Kuratoriums noch ein Merkblatt des Bayerischen Rundfunks ausgehändigt, zusammengestellt nach der Sendung „Die Sprechstunde – mit gesunder Ernährung gegen Osteoporose", damit die Verwirrung dann komplett ist. Dort kann er lesen:

Lebensmittel mit relativ hohem Kalziumgehalt

Der Bundeslebensmittelschlüssel, berechnet mit Nutri-Log, weist folgende als besonders kalziumreich aus. Die Angaben für Kalzium in mg beziehen sich auf 100 Gramm des Lebensmittels.

Lebensmittel 100 g	*Kalzium mg*
Trinkmilch 3,5 %	110
Trinkmilch 1,5 %	110
Trinkmilch, entrahmt	110
H-Milch	110
Buttermilch	100
Kondensmilch, gezuckert	270
Kondensmilch, gezuckert 10 %	260
Kondensmilch, gezuckert 7,5 %	270
Kondensmilch 10 %	310
Kondensmilch 7,5 %	230
Kaffeesahne 30 %	90
Sahne 30 %	70
Joghurt 3,5 %	110
Joghurt 1,5 %	120
Fruchtjoghurt 1,5 %	104
Kefir	110
Parmesan	1290
Emmentaler	1000
Hartkäse	970
Chester Dreiviertelfett	1000

Chester Rahmstufe	800
Sardellen, roh	82
Edamer Dreiviertelfett	800
Edelpilzkäse Vollfett	550
Camembert	600
Romadur	690
Brie	400
Sauermilchkäse	250
Eigelb Hühnerei	140
Sojabohnen	120
Bohnen, weiß	100
Bohnen, grün getrocknet	310
Grünkohl	170
Spinat	100
Broccoli	100
Lauch	80
Mandeln, süß	250
Haselnüsse	210
Paranüsse	150
Pistazien	130
Walnüsse	100
Sesam	970
Brunnenkresse	200
Löwenzahn	140

Bei den teilweise widersprüchlichen Zahlen und Empfehlungen in den vorgenannten Tabellen handelt es sich nicht um Druckfehler unsererseits. Die Angaben wurden so (falsch) von den vorliegenden Originalen übernommen!

Diese Empfehlungen lassen die Verunsicherung der Verantwortlichen deutlich erkennen. Mangelnde Kenntnis über die wahren Ursachen der Osteoporose führt zum hilflosen Herumlaborieren. Der Leidtragende ist – wie immer – der Patient.

Da man in der etablierten Medizin bei der Osteoporose von einem multikausalen Geschehen ausgeht, einigt man sich stillschweigend auf ein einheitliches Schema, das man banal zusammenfassen kann mit dem Ausspruch „viel hilft viel". Dass dem nicht so ist, zeigt die Wirkungslosigkeit oder sogar Schädlichkeit dieser Therapien, wie wir im Einzelnen noch sehen werden. Zudem spricht die ständige Zunahme der Erkrankungen im Bewegungsapparat (und auch der anderen ernährungsbedingten Zivilisationskrankheiten) eine beredte Sprache.

Wenn man derartige Zahlen über Zunahme und Folgekosten der Massenerkrankung Osteoporose liest und hört, fragt man zwangsläufig, wo die verantwortlichen Gesundheitsbehörden waren und sind, um dieses Dilemma aufzuhalten. Es liegen doch offensichtlich massive Versäumnisse im Bereich der Gesundheitsprophylaxe vor, also der echten Vorsorge, wenn derartige „Volksseuchen" ungehindert in verhältnismäßig kurzer Zeit entstehen können.

Aber es hat sich wohl inzwischen herumgesprochen – zumindest bei diesem Leserkreis –, dass wir kein Gesundheitswesen, sondern ein Krankheitswesen haben.

Ganz findige „Experten" warten in dem Bemühen

um eine Erklärung mit der Ausrede auf, die Osteoporose sei eine ausgesprochene Alterskrankheit, weil die Menschen eben heute wesentlich älter werden. Im Alter stellten sich dann folglich die Beschwerden ein, an denen früher die jüngeren Menschen aufgrund der geringeren Lebenserwartung gar nicht hätten leiden können.

Die Menschen erreichten schon immer ein hohes Alter – dies ist historisch belegt –, wenn man von Todesfällen durch Seuchen absieht oder von extremen Lebensbedingungen, wie sie beispielsweise für Eskimos gelten (galten!). Die **statistische** Lebenserwartung, die heute gern angeführt wird, bedeutet sowieso eine Irreführung, da sie die früher aufgetretene hohe Säuglingssterblichkeit ebenso wenig berücksichtigt wie die Todesfolge Jugendlicher durch Tuberkulose. Starb ein Mensch beispielsweise im hohen Alter von 90 Jahren und zwei Kinder im Alter von etwa einem Jahr, errechnete man eine durchschnittliche Lebenserwartung von 30 Jahren. An dieser einseitigen falschen Betrachtungsweise hält man bis heute fest. In Wirklichkeit sind die Menschen früher wesentlich älter geworden – und das in gesundem Zustand. In den Senat von Rom wurden erst Männer ab 60 Jahren aufwärts gewählt. Zuvor zählten sie noch zu den „Unreifen".

Heute geht ein hohes Alter meistens mit Krankheit, Siechtum und Pflegebedürftigkeit einher. Die Pflege- und Altenheime sind voll davon und stellen ein soziales Problem dar, vor dem man die Augen nicht einfach schließen kann. Das Leben ist von der Schöpfung lebenswert gedacht bis zum Schluss. Hier liegen große Versäumnisse vonseiten der Schulmedizin, aber auch von staatlicher Seite vor.

Eine Gesellschaft, die sich in fast süchtiger Form ewige Jugend, Glücksstreben, Lusterwerb um jeden Preis, Reichtum und Habenwollen auf ihre Fahnen geschrieben hat, liefert sich zwangsläufig einer Trostlosigkeit aus, wie man es im Gespräch mit Patienten und in der Gruppenberatung immer wieder erlebt und in Altenheimen sehen kann!

Soll die Kostenlawine im Gesundheitswesen aufgehalten werden, gilt es, die wahren Zusammenhänge aufzuzeigen, die in die Krankheit führen. Dazu gehört als wichtigster Punkt die Vermittlung von Werten, an denen sich bereits der junge Mensch orientieren kann: Nächstenliebe, Bereitschaft zur Toleranz, Respekt vor anderen, Hochachtung vor anderen Kulturen.

Eine Aufklärung über richtige Ernährung (vitalstoffreiche Vollwertkost) brauchte dann gar nicht diskutiert zu werden, sondern wäre selbstverständlich und läge dann auch nicht in den Händen der Nahrungsmittel-Industrie und deren Vertreter.

Gemeinnützig für die Pharma-Industrie?

Es ist erstaunlich und besorgniserregend, mit welcher Geschwindigkeit und entsprechenden publikumswirksamen PR-Maßnahmen gemeinnützige Verbände und deren Selbsthilfegruppen entstehen.

Das gemeinnützige „Kuratorium Knochengesundheit" (böse Zungen sprechen vom Krematorium Knochengesundheit) widmet sich mit großem Aufwand der Osteoporose.

Man dankt den Pharma-Firmen, die dem „Beirat Fördernder Mitglieder" dieser Gesellschaft angehören und dem Verein unterstützende Finanzhilfe gewähren. Der Verein dankt durch Darstellung entsprechender Firmenanzeigen in der Vereinszeitschrift, durch Erwähnen der entsprechenden Therapien, als da sind: Hormonpräparate, Fluoride und andere nicht harmlose Mittel, die aber Jugend, Schmerzfreiheit und Risiko-Senkung verheißen.

Mitte 1991 galt der besondere Dank des „Kuratorium Knochengesundheit" folgenden Firmen:
- Ciba Geigy GmbH
- Farmitalia Carlo Erba GmbH

- Ferring Arzneimittel GmbH
- Grünenthal GmbH
- Kali Chemie Pharma GmbH
- Merckle GmbH
- MSD Sharp & Dohme GmbH
- Opfermann Arzneimittel GmbH
- Röhm Pharma GmbH
- Rorer GmbH
- Sandoz AG
- Schering AG
- Wyeth Pharma GmbH

Obwohl die Fluorid-Theorie nicht mehr aufrechterhalten werden kann, stellt das o. g. Kuratorium diese Fehlbehandlung immer noch als unverzichtbar dar und plädiert sogar für die wissenschaftlich längst widerlegte Fluoridierung des Trinkwassers.

Da die pharmazeutischen Firmen im Beirat des Vereins sitzen und dessen Finanzen maßgeblich mitgestalten, ist die Haltung verständlich.

Die Mitgliedschaft kann dank dieser Gönner kostenlos angeboten werden. Jedes Mitglied erhält mehrmals jährlich eine Zeitschrift. Im Heft 1/92 warb die Firma Kali-Chemie ganzseitig für das Hormonpräparat Presomen mit dem Slogan „Heute helfen, morgen schützen". Die Aufklärung über das Präparat ist in so winziger Schrift gehalten, dass die Leserinnen der angesprochenen Zielgruppe – ältere Damen ab ca. 45 Jahre und darüber – Mühe mit dem Lesen haben dürften. Das „natürliche" Östrogen ist ein Extrakt, das aus dem Harn trächtiger Stuten gewonnen und chemisch aufbereitet wird.

Anwendungsgebiete: Frühklimakterische und klimakterische Beschwerden, wie Hitzewallungen, Schweißausbrüche, leichte depressive Verstimmungen, nervöse Reizbarkeit, Schwindelgefühl, Rückbildungserscheinungen der Harn- und Geschlechtsorgane und Osteoporose.

Gegenanzeigen: Presomen wird nicht verordnet bei Verdacht auf oder Bestehen von Gebärmutter- oder Brustkrebs, schweren Lebererkrankungen, Gelbsucht oder anhaltendem Juckreiz während einer früheren Schwangerschaft, vorausgegangenen oder bestehenden Venenentzündungen, Endometriose, angeborenen Fettstoffwechselstörungen, Störungen der Blutgerinnung zentraler oder peripherer Art, Herzinfarkt, Schlaganfall, Sichelzellanämie, angeborener Schwerhörigkeit (Otosklerose) oder bestehender Schwangerschaft. Gründe für den Abbruch einer Behandlung sind Gelbsucht, plötzliche Sehstörungen oder Auftreten migräneartiger starker Kopfschmerzen unter der Dragée-Einnahme, Operationen, Unfälle und längere Bettlägerigkeit.

Nebenwirkungen: Bei Behandlung mit Presomen können gelegentlich Beschwerden auftreten, wie sie bei hormoneller Umstellung vorkommen, z. B. in der zweiten Zyklushälfte oder auch in der Frühschwangerschaft, so Appetitlosigkeit, Magendruck, Brechreiz, Übelkeit, Spannen in den Brüsten, nervöse Unruhe, Kopfschmerzen und Schwindel, Neigung zu Ödemen mit Gewichtszunahme und Ausfluss (Fluor vaginalis). Meist verschwinden diese Erscheinungen, sie können aber auch als Zeichen einer Überdosierung angesehen werden. Bei noch bestehenden Blutungen können Stärke und Dauer verändert werden. Wenn keine Regelblutung mehr eintritt, kann es während der Behandlung wieder zu Blutungen kommen. Unregelmäßige und verstärkte Blutungen bedürfen einer Abklärung. Allergische Reaktionen sind ausgesprochen selten. Weitere Nebenwirkungen dieser Therapie können in seltenen Fällen Störungen des Gerinnungssystems, Störungen der Leberfunktion und Erhöhung des Blutdruckes sein.

Wechselwirkungen mit anderen Mitteln: Die gleichzeitige Einnahme von Barbituraten, Hydantoinen, Phenylbutazonverbindungen oder Rifampicin kann die Oestrogenwirkung abschwächen. Die Kohlenhydrattoleranz kann bei der Einnahme von Antidiabetika verändert werden.

„28 Tage Lebensqualität" verspricht die Pharma-

Firma Novo Nordisk mit dem Östrogenpräparat Trisequens. Die Liste der Gegenanzeigen ist beachtlich und lang, an **Nebenwirkungen** werden genannt: Vor allem während der ersten Behandlungsmonate können Magenbeschwerden, Übelkeit, Blutdruckanstieg, Beeinflussung des Körpergewichtes mit Natrium- und Wasserretention, Zwischenblutungen, Brustspannungen, Libidoveränderungen, depressive Verstimmungen, Chloasma auftreten. Es wird ferner diskutiert, dass unter einer Östrogen/Gestagen-Therapie in sehr seltenen Fällen Lebertumoren auftreten können.

Als **Abbruchgründe** werden u. a. genannt: Thromboembolien, Phlebitiden, Cholestasen, migräneartige Kopfschmerzen oder plötzliche Sehstörungen, anikterische Hepatitis und generalisierter Pruritus, stärkerer Blutdruckanstieg, sensorische Ausfälle wie Hörstörungen, Zunahme epileptischer Anfälle.

Wo bleibt da die Lebensqualität?

Die Hormonpräparate anderer hier nicht genannter Firmen sind mit ähnlichen Risikofaktoren behaftet.

Osteoporose – ein Fluoridproblem?

Die Fluor-Theorie bricht zusammen

Seit etwa 1960 propagiert die etablierte Medizin die Behandlung mit Fluoriden als „wissenschaftlich allgemein anerkannte" Methode zur Stabilisierung der Knochen.

„Die Fluoridtherapie der Osteoporose wurde 1961 durch Untersuchungen von Rich und Mitarbeiter begründet. Es wurde das Konzept entwickelt, dass durch eine Stimulation der den Knochen anbauenden Osteoblasten eine Verstärkung knöcherner Restrukturen bewirkt werde; hierdurch sollte eine Zunahme der bei Osteoporose verminderten Knochenmasse und eine Verbesserung der biomechanischen Qualität des Knochens in der Weise erzielt werden, dass eine Reduktion oder Prävention osteoporotischer Frakturen erfolge.
Aufgrund dieser **Annahme** *ist die Fluoridtherapie der Osteoporose in der Bundesrepublik Deutschland seit 20 Jahren* **im Gegensatz zu den meisten anderen Ländern** *vom Bundesgesundheitsamt allgemein als ärztliche Behandlungsmaßnahme zugelassen.* **Die zugrunde liegenden Annahmen waren durch kontrollierte Studien zu Wirksamkeit und Risiko der Fluoride nicht abgesichert worden; die Fluoridtherapie wurde aufgrund ärztlich-empirischer Empfehlungen führender deutschsprachiger Osteologen** *(Jes-*

serer, 1978; Kuhlencordt, 1974; Dambacher, 1976; Ziegler, 1989) **zur bewährten Therapie der manifesten Osteoporose (Ziegler, 1989) hierzulande".**

(Deutsches Ärzteblatt 87, Heft 3, 18. 01. 1990)

Mit der Überschrift „Fluoride sollten zur Behandlung der Osteoporose in der täglichen Praxis nicht mehr angewendet werden" warnte der international führende Osteoporose-Forscher Prof. Dr. Rolf Dieter Hesch, Chef-Endokrinologe der Medizinischen Hochschule Hannover, seine Kolleginnen und Kollegen mit o. g. Artikel vor weiterer Fehlbehandlung. Hesch zog aus negativen Veröffentlichungen prominenter US-amerikanischer Osteologen die ehrliche Konsequenz. Er führte mutig im Deutschen Ärzteblatt weiterhin aus:

„Das Ergebnis der beiden amerikanischen Doppelblindstudien hat gezeigt, dass Annahmen und langjährige Empfehlungen zur Fluoridtherapie nicht hinreichend begründet waren. Der Empfang des hierdurch entstandenen Schadens lässt sich gegenwärtig noch nicht bestimmen."

Hesch bezieht sich unter anderem auf eine 1986 publizierte Studie von Dembacher und Mitarbeitern, aus der eine deutliche Zunahme von Wirbelkörperfrakturen unter Fluoridtherapie gegenüber Unbehandelten hervorgeht.

„Die jetzt geöffnete erstmalige Doppelblindstudie von Riggs und Mitarbeitern zeigt ... die Anzahl peripherer Knochenbrüche ist unter Fluoridtherapie dreimal häufiger als bei Osteoporosekranken, denen zur Kontrolle nur Kalziumcarbonat gegeben wurde, so dass insgesamt Fluoridtherapierte mehr Knochenbrüche als nicht mit Fluoriden therapierte Osteoporosekranke aufweisen."

Auch in der Doppelblindstudie von Kleerekoper und Mitarbeitern findet sich bei den Fluoridtherapierten eine deutliche Zunahme von Frakturen.

Hesch kommt zu der Schlussfolgerung, dass angesichts der Eindeutigkeit der Ergebnisse der beiden amerikanischen Studien die bisherige Fluorid-Therapie bei Osteoporose nicht mehr haltbar ist.

„Man kann den Ärzten in der Bundesrepublik Deutschland nur dringend raten, Fluoride bis zum Vorliegen neuer Studienergebnisse nicht mehr zu verwenden und begonnene Therapien nach Abwägung von Schaden und Nutzen – nil nocere – zu beenden. Eine aufschiebende Diskussion erscheint angesichts von Risiko und nachgewiesenem Schaden ethisch und rechtlich unangemessen."

Auch Prof. Dr. Reinhard Ziegler, Hormon- und Stoffwechsel-Ordinarius der Universität Heidelberg, zog im Deutschen Ärzteblatt 11/1990 mit der Schlagzeile „Das Dilemma der Osteoporose-Therapie" Bilanz. Fazit:

„... verbindliche Behandlungsempfehlungen, die die Zuziehung neuer Erfahrungen blockieren, sind nicht unbedenklich. Dies gilt nicht allein für das Medikament Fluorid."

In der Dokumentation „Vorsicht Fluor", emu-Verlag, wird bereits zu Beginn der 80er Jahre auf die Nachteile der Fluorid-Therapie hingewiesen und mit zahlreichen Quellenangaben weltweit führender Wissenschaftler belegt. Damals wie heute ruft dies natürlich Gegner auf den Plan, die massive Gründe haben, an ihrer einmal propagierten Therapie festzuhalten.

Es gilt nach wie vor und kann von jedem Chemiker bestätigt werden, dass es sich bei Fluoriden um Breitbandenzymgifte handelt, die nachteilig in Stoffwechselvorgänge eingreifen. Gehäufte Knochenbrüche sind nur eine Folge.

Übrigens sollen ungefähr 50 000 Oberschenkelbrüche in der Bundesrepublik pro Jahr vorkommen, davon sterben etwa 10 000 Menschen an den Folgen. Ein Drittel der 50 000 bleibt schwerinvalide und somit pflegebedürftig.

Weitere Nebenwirkungen der Fluorid-Therapie:

Sklerose der Knochen und Weichteilgewebe, Arteriosklerose mit der Folge von Herzkranzgefäßerkrankungen, Chromosomenbrüche, Mongolismus, Haarverlust, Nagelveränderungen, Enzymschäden, Schwächung der Infektabwehr, conterganähnliche Schäden, die zu Missbildungen führen mit Hasenscharte,

Kropf, Gaumenspalten, Gebissschäden wie gefleckte Zähne, Karies, Parodontose, Schmalkiefer, verzögerter Zahndurchbruch.

Es ist seit Anfang des 20. Jahrhunderts bekannt (im Prinzip seit Bestehen der Kenntnisse über anorganische Chemie), dass Fluorverbindungen aggressive Reaktionen auslösen können. So berichtet bereits Louis Lewin in seinem Lehrbuch der Toxikologie „Gifte und Vergiftungen" (4. Aufl. 1929):

„Nach Einnehmen von 0,25 g Fluornatrium in Lösung entstanden bei Menschen Magenschmerzen, Nausea (Übelkeit), Erbrechen, Durchfall, 1 1/2stündige, durch Atropin nicht zu beeinflussende Salivation (Speichelfluss) und Hautjucken. Solche Symptome beobachtete man auch nach Genuss von Pfannkuchen, in die versehentlich Natriumfluorid gelangt war. Es waren 0,2 – 0,25 g genommen worden. Größere Mengen erzeugen nicht viel anderes. Nach 1 g kamen auch Kopfschmerzen, und nach etwa 5 g neben anderen Symptomen Herzschwäche. Der Tod soll nach 10 g, aber noch nach 50 g Wiederherstellung erfolgt sein. Von vier durch 5 – 10 g Fluornatrium vergifteten Frauen – darunter eine, die das Mittel zum Selbstmord, die anderen durch Verwechselung nahmen – starben drei nach 45 Minuten bis vier Stunden unter Leibschmerzen, Erbrechen, Durchfällen und Muskellähmung."

Dass diese Meldungen den Herstellern von Fluoridpräparaten (und deren vehementen Befürwortern) Kopfschmerzen bereiten, lässt sich denken, denn allein 1988 sollen von den drei am häufigsten verordneten Fluorid-Präparaten mehr als 76 Millionen

Tagesdosen verordnet worden sein. Sie kosteten etwa 76 Millionen D-Mark (Ärztezeitung 36/1990).

In diesem Zusammenhang sei auch noch einmal ausdrücklich an die Fehlspekulation „Fluoride gegen Zahnkaries" erinnert. Es dauerte relativ lange, bis man zugab, dass es sich bei Zahnkaries um kein Fluormangelproblem handelt. Der Zahn ist ja in seiner Hartsubstanz ähnlich aufgebaut wie der Knochen.

Die Ursache der Zahnkaries hat eine exogene und eine endogene Komponente. Den exogenen Faktor stellt die Berührung des Zahnes mit isolierten Zuckerstoffen in der Mundhöhle dar, die geringere Widerstandsfähigkeit des Zahnes durch zivilisatorische Fehlernährung den endogenen Faktor.

Hier besteht eine genaue Parallele in der Entstehung der Osteoporose.

Auch in der Behandlung der Zahnkaries hat sich gezeigt, dass die Fluoridierung eine Fehltherapie war. Aber hieraus hat man offensichtlich nichts gelernt. Hier ist auch die Spezialisierung der Medizin in einzelne Fachgebiete keine Entschuldigung.

„Im wissenschaftlichen Boxkampf zwischen Gegnern und Befürwortern der Fluorbehandlung ... siegten ... die Fluoristen natürlich! Es sind die meisten der Spitzenknochenforscher. Sie mochten wohl ihren früheren Gutachten für die Arzneifabrikanten nicht untreu werden?! Es ist nicht zu fassen, wie hier ‚koste-es-was-es-wolle' mit der Patienten-Gesundheit umgesprungen wird" (Prof. Dr. Hackethal, 19. 4. 91, Vortrag in Gütersloh).

Osteoporose – ein Hormonproblem?

Wenden wir uns der Behauptung zu, dass die Osteoporose durch Hormonmangel verursacht sei.

Dazu sei vorweg klar und unmissverständlich festgestellt, dass die Ursache der Osteoporose nicht das Geringste mit Hormonen zu tun hat. Geht man den Gründen nach, wie es zu dieser Theorie kommen konnte, finden sich mehrere Erklärungen. Der Hauptgrund liegt – es soll und muss immer wieder betont werden – in der mangelnden Erkenntnis, dass die Osteoporose eine chronische Vitalstoffmangelkrankheit ist, verursacht durch zivilisatorische Fehlernährung. Wenn die wahren Ursachen nicht berücksichtigt werden, ist es verständlich, dass man zu den unmöglichsten Erklärungen greift. Eine davon ist die Hypothese, dass die Osteoporose durch Hormonmangel verursacht sei.

In der medizinischen Fachpresse, aber auch in der Laienpresse liest man, dass die Hormonbehandlung große Bedeutung für die Osteoporose habe. Es gibt bis heute keine einzige exakte Untersuchung, die dies belegt. Trotzdem fordern Mediziner auf so genannten Fortbildungstagungen und Kongressen, in Selbsthilfegruppen und deren PR-Organen, dass jede Frau, die das 45. Lebensjahr erreicht und ihre letzte Blutung (Menopause) hatte, lebenslang zur Vorbeugung weibliche Geschlechtshormone einnehmen sollte.

Man stellt zwar fest, dass es noch kein sicheres Therapieverfahren gibt, fordert aber jahrzehntelange Oestrogenbehandlung – auch vorbeugend. Die Unlogik, die hinter diesem Rummel steckt, sei an einem „unwissenschaftlichen" Beispiel aufgezeigt. Man fordert für ein Ereignis, von dem man noch nicht weiß, ob es überhaupt eintritt (also Osteoporose), eine vorbeugende lebenslange Medikation für alle Frauen nach dem Gießkannenprinzip.

Mit gleicher „Vorsorge" müsste man raten, sich Arme und Beine in Gips legen zu lassen, da man sich diese Extremitäten ja möglicherweise einmal bei einem Unfall brechen könnte.

Genau auf dieser Ebene liegt der Unfug der Hormoneuphorie, nur mit dem gravierenden Unterschied, dass sich den relativ harmlosen Gips niemand aufschwatzen lässt, weil er als unsinnig und nachteilig erkannt wird.

Mit dem Verabreichen von künstlichen Oestrogenen – die irreführend als „natürlich" bezeichnet werden – greift man massiv in den komplizierten

Hormonstoffwechsel und alle damit verbundenen Abläufe ein. Synthetische Hormone sind nicht ungefährlich. Das Risiko, an Gebärmutterkrebs oder Brustkrebs zu erkranken, steigt damit.

Man lese nur einmal aufmerksam die Beipackzettel der verschiedenen als harmlos geltenden Ovulationshemmer (Anti-Baby-Pille) gründlich durch, um sich ein Bild über mögliche Nebenwirkungen und Gegenanzeigen zu machen.

Nebenwirkungen und Gegenanzeigen bei diversen Kontrazeptiva:

- Schmier- oder Durchbruchsblutungen
- Amenorrhoe
- Nervosität
- Depressionen
- Akne/Hautausschlag
- stärkere Gewichtszunahme
- Verzögerung der regelmäßigen Ovulation nach Absetzen des Präparates
- Gallensteinbildung
- Candidiasis
- Appetitlosigkeit
- Schwindelgefühl
- Kopfschmerzen
- Zunahme epileptischer Anfälle
- Pankreatitis

- Transaminasenanstieg
- Brustsekretion
- Brustvergrößerung
- (Prä-)Diabetikerinnen sorgfältig beobachten und anderes mehr ...

Wo sind die Statistiken geführt worden, die Auskunft darüber geben, welche Beschwerden und bleibenden Schäden sich bei Frauen nach jahrelanger Pilleneinnahme einstellten? Unzählige Gespräche habe ich allein in meiner Sprechstunde geführt.

Kurzfristige Beschwerdefreiheit berechtigt nicht zu langfristiger Anwendung. Dies gilt nicht nur für die Pille, sondern auch für die pauschale, fordernd vorgetragene Hormonverordnung für Frauen in den Wechseljahren. Sie ist in den Augen des verantwortungsbewussten Arztes als unverantwortlicher Leichtsinn zu bezeichnen.

Nebenwirkungen bei diversen synthetischen Sexualhormonen:
- Menstruationsstörungen
- Beeinträchtigung der Leberfunktion
- Kopfschmerzen
- Euphorie
- Depressionen
- Krämpfe

- Magen-, Darmbeschwerden
- Lebertumoren
- Blutdruckanstieg
- Makulopapulöses Erythem
- Parästhesie
- Schmerzen und Ödeme in den Extremitäten
- Glossitis
- Anorexie
- Übelkeit
- Brechreiz
- Durchfall
- Verstopfung
- Alopecie mit oder ohne Nagelwachstumsstörungen
- Ödeme
- Müdigkeit
- Appetitlosigkeit
- Schlafstörungen
- Gelbsucht
- Leberfunktionsstörungen
- Nervosität
- Schwindelgefühl
- Akne
- Gewichtszunahme
- Muskelkrämpfe
- Schweißausbrüche
- Zittern

- Hustenreiz
- Atemnot
- Kreislaufstörungen
- Potenzstörungen
- Brustschmerzen
- Gallensteine
- Hautausschlag
- Vergrößerung von Uterusmyomen
- Ausfluss
- Sehstörungen
- Geschmacksstörungen
- Leukopenie
- Agranulozytose
- Ovarial-Zysten
- Knochenschmerzen
- Stimmungsschwankungen
- Pankreatitis
- Hirsutismus
- Endometriose

Besondere Hinweise:
- Thromboserisiko
- Karzinomrisiko
- Verschlimmerung von multipler Sklerose
- Epilepsie
- Krankheiten wie Otosklerose, Diabetes, Neigung zu erhöhtem Blutdruck, Leberstörungen, Asth-

ma, Uterusmyomen, Herzinfarkt, Nierendysfunktion, Migräne u. a. m. können ungünstig beeinflusst werden.

Hormone sind Stoffe, die in den inneren Drüsen produziert werden, um das Verhalten bestimmter Organe zu beeinflussen. Sie sind in sehr geringen Mengen hochwirksam. Hormone und das Nervensystem steuern alle Abläufe im Körper.

Alle Organe wie Herz, Lunge, Leber, Nieren, Verdauungsorgane, Gefäße, Fortpflanzungsorgane, Bindegewebe, Knochen, Muskeln, Nervensystem und auch das Enzymsystem sind von diesen besonderen Sekreten abhängig.

Zu den hormonproduzierenden Drüsen gehören Hypophyse, Zirbeldrüse, Schilddrüse, Nebenschilddrüsen, Nebennieren, Bauchspeicheldrüse, Geschlechtsdrüsen, Mutterkuchen (Placenta), Thymusdrüse, Hypothalamus.

Hormone stehen heute im Zentrum des Interesses und des Geschäfts. Man kann aber die Schöpfung nur imitieren. Jedes Einmischen in das Wunderwerk Mensch hat Folgen.

In Deutschland lebten 1992 mehr als 18 Millionen Frauen, die 45 Jahre und älter sind. Weltweit sind es 700 Millionen Frauen. Da vonseiten der schulmedizinischen Befürworter der Östrogen-Therapie eine

Dauermedikation von mindestens 10 Jahren vorgeschlagen wird, kann man das Milliardengeschäft für die hormonproduzierende pharmazeutische Industrie hochrechnen. Das Geschäft mit der Gesundheit lohnt sich!

Ab 50 zum Abfall?

„Viele Frauen nach der Menopause wissen gar nicht, dass sie morsche Knochen haben", schreibt der Reporter Klaus Lempke in einem Bericht im STERN 8/1992, den man getrost als Hormon-Werbeartikel bezeichnen darf. Auf unmissverständliche Weise wird den Frauen nicht nur suggeriert, dass Wechseljahre mit Beschwerden verbunden sind und nur Hormone den „Start ins zweite Leben" ermöglichen, sondern der Bericht ist geradezu diskriminierend und frauenfeindlich abgefasst. Nach Lesen des Geschriebenen ist klar, was sich angeblich bei Frauen spätestens ab 50 abspielt:

Hitzewallungen, Schweißausbrüche, zu viel Fett, zu viele Falten, nicht mehr attraktiv, kein Spaß am Geschlechtsverkehr, Damenbart, Witwenbuckel, hysterische Zustände, Angstzustände, Herzrasen, Schlafstörungen, nervös, gereizt, Gedächtnis lässt nach, Eifersucht auf junge Mädchen, Stimmungsschwankungen zwischen Euphorie und Todessehnsucht, sie kann sich nicht mehr riechen, für Männer ist sie nicht mehr vorhanden, Gefahr von Knochenschwund und Knochenbrüchen, die Ehe wird langweilig, sie fühlt sich leer und überflüssig, sie gehört zur Generation, die abbaut, Po und Busen waren schon mal besser ...

Der Schreiber bringt es auf den Punkt: „Ein Leben im Mega-Out scheint die Frauen jenseits der 50 zu erwarten. Abgehakt. Biologische Endstation ... Das beginnt heute mit durchschnittlich 50,8 Jahren. Da die Frauen lt. Statistik 78 Jahre alt werden, stehen ihnen 27,2 Jahre bevor mit angeblich nachlassender Lust am Sex, mit Risiko auf Knochenschwund und Oberschenkelhalsbruch."

Wenn man diesen Ausführungen Glauben schenkt – und viele Leserinnen und Leser tun dies –, gehört die Frau ab 50 zum Abfall.

Mit Euphorie wird dann aber die Lösung aller Probleme dank Hormoneinnahme vorgeführt. Eine amerikanische Studie stellt dazu noch in Aussicht, „dass diejenigen, die Östrogene einnahmen, nur halb so gefährdet waren, an Arterienverkalkung zu erkranken oder gar einen tödlichen Herzinfarkt zu erleiden." Als Begründung wird die überholte und längst widerlegte (übrigens auch im STERN widerlegte – dies sei zur Ehrenrettung gesagt) Cholesterin-Theorie angeführt.

Nach der Begeisterung folgt am Rande die Ernüchterung: „Diskutiert wird immer noch ein möglicher Zusammenhang zwischen der Östrogenbehandlung und Brustkrebs." Und weiter: „Nicht zu empfehlen sind Östrogene bei Frauen mit hormonabhängigen Tumoren, die durch das Östrogen zu weiterem Wachstum angeregt werden können, oder bei einer schweren Lebererkrankung und einer Embolie in Lunge und Gefäßen."

Nicht nur Laien gehen in ihren Äußerungen so unverantwortlich mit der Gesundheit des Einzelnen um, sondern leider auch Ärzte – besser gesagt Mediziner.

Über Hormone und deren bedeutungsvolle Aufgabe für die gesamten Stoffwechselvorgänge weiß man bis heute zwar sehr viel, aber noch längst nicht alles. **Hormone sind hochkomplizierte Stoffe, die auf alle Stoffwechselvorgänge Einfluss nehmen.**

Da man in der Schulmedizin bei der Osteoporose einseitig das Augenmerk auf das Calcium lenkt, werden bestimmte Hormone, die im Zusammenhang mit dem Calciumhaushalt und Calciumstoffwechsel stehen, aus diesem Blickwinkel gesehen. Man erwähnt: Parathormon, Calcitonin, Östrogene und Androgene. Sie sind unter anderem beteiligt an der Verwertung des Calciums, das mit der Nahrung zugeführt wird.

Es gibt keinen einzigen chemischen Vorgang im menschlichen Körper, der nicht auch hormonell gesteuert wird. Es ist also reine Willkür, bei der fieberhaften Suche nach Ursachen der Osteoporose, einen am Rande beteiligten Parameter – Hormone – in den Mittelpunkt zu stellen.

Beschwerden in den Wechseljahren müssen nicht sein

Wechseljahrsbeschwerden sind keine obligaten Fakten, die eine Frau haben muss. Wechseljahre sind zu definieren als die Jahre, in denen die Produktion der Eierstöcke aufhört. Dass dies Beschwerden hervorruft, ist im Schöpfungsplan nicht vorgesehen, bedeutete dies ja eine Anklage an den Schöpfer, etwas Grundsätzliches falsch gemacht zu haben.

Was ist mit all den Frauen geschehen, die in früheren Generationen lebten? Sie müssen nach den Wechseljahren voller Krankheiten gesteckt haben. Wie müssen sie, als es noch keine Zufuhr künstlicher Hormone gab, alle gelitten haben! Hinweise darauf findet man in der Weltliteratur nicht.

Der Hormonstoffwechsel, die Arbeit der inneren Drüsen, hat etwas mit der spezifischen Aufgabe der Frau zu tun, Kinder zu gebären. Die Fürsorge für den kleinen Menschen, den Säugling, der ja nach Portmann eine physiologische Frühgeburt ist, obliegt zumindest in den ersten Wochen normalerweise vorwiegend der Frau. Die Natur hat es weise eingerichtet, dass eine Frau ab einem bestimmten Alter nicht mehr schwanger werden kann. Wenn man den erwähnten STERN-Artikel oder Berichte ähnlicher Art liest, entsteht der Eindruck, als sei die Frau eine Fehlkonstruktion, weil sie nach den Wechseljahren nicht mehr pausenlos Hormone produziert bis eventuell ins 90. Lebensjahr.

Wenn Frauen von dem Zeitpunkt an, in dem keine Schwangerschaft mehr möglich ist (Wechseljahre), irgendwelche Beschwerden und krankhaften Störungen der Organe bekommen, so müssen ja Ursachen zu Grunde liegen.

Das normale Aufhören der Fortpflanzungsfähigkeit kann niemals eine Ursache für die Beschwerden sein. Man muss die Ursachen der hormonellen Störungen ab den so genannten Wechseljahren in der Lebensführung der Menschen (Frauen) suchen, in den ca. 50 Jahren, die den Wechseljahren vorausgegangen sind. Hier finden sich eine Fülle von Ursachen, bei denen es sich aber nicht um Theorien und Hypothesen handelt, sondern um wissenschaftlich nachweisbare und feststellbare Fakten.

Selbstverständlich spielt die falsche Ernährung – die übliche vitalstoffarme Zivilisationskost – eine sehr wesentliche Rolle, außerdem Genussgifte wie Alkohol, Kaffee, Tee, Nikotin, Medikamente, Drogen aller Art. Dazu sind die Menschen häufig in ein

Arbeitspensum eingespannt, in dem sie mehr leisten müssen, als ihrer innewohnenden Leistungsfähigkeit entspricht, also Vorgänge, die heute gemeinhin mit dem Begriff „Stress" zusammengefasst werden.

Jede Lebensbelastung ist imstande, Funktionsstörungen hervorzurufen, die sich in krankhaften Abläufen chemischer und physikalischer Art im Organismus äußern können. Insofern sind sie natürlich auch am Rande bei den zahlreichen Beschwerden, die mit der Osteoporose einhergehen, beteiligt. Sie sind aber keine Ursache im strengen Sinne.

Werden all diese über Jahrzehnte vorausgegangenen Vorgänge nicht in die Überlegungen mit einbezogen, kommt es zu diesen Rätseln um die Ursachen der Osteoporose und zu nicht ungefährlichen Fehlbehandlungen wie der Hormontherapie.

Für das Teilbild Osteoporose als Partialerscheinung ernährungsbedingter Zivilisationskrankheiten gilt im Prinzip dasselbe wie für alle ernährungsbedingten Erkrankungen. Es wäre von kardinaler Bedeutung, diese Zusammenhänge zu erkennen, um Fehlentscheidungen mit oft tragischen Folgen zu verhüten.

*Ihr Ärzte,
hört auf,
in euren verstaubten Büchern zu studieren
und fruchtlose Diskussionen abzuhalten,
beobachtet die Natur,
sucht draußen die natürlichen Arzneien,
sammelt eure Erfahrungen
am natürlichen Geschehen,
macht Experimente,
wo diese nicht ausreichen,
und geht vor allem ans Krankenbett
und seht zu,
was ihr dort praktisch vollbringen
und helfen könnt!
Aus der Natur kommt die Krankheit
und die Heilung.*
                                              Paracelsus

Ärztlicher Rat aus ganzheitlicher Sicht

Die Osteoporose in der Sprechstunde oder Die Mühen der Aufklärung

Das nachfolgende Gespräch wurde mit vollem Einverständnis der Patientin aufgenommen und wird hier ungekürzt wiedergegeben.

Dr. Bruker: Weshalb kommen Sie?

Patientin: Ich komme wegen meiner Osteoporose.

Dr. Bruker: Die Osteoporose macht doch aber keine Beschwerden. Sie waren sicher bei einem anderen Arzt, der Ihnen diese Diagnose gesagt hat.

Patientin: Ja, ich war schon bei vielen Ärzten. Ich habe schon seit vielen Jahren Schmerzen im ganzen Körper. Früher haben die Ärzte gesagt, es handele sich um Rheuma. Aber in letzter Zeit wurde mir gesagt, ich hätte Osteoporose. Was ist das überhaupt?

Dr. Bruker: Am einfachsten ist sicher, wenn Sie zunächst erzählen, wie Ihre Krankheit begonnen hat.

Patientin: Ich bin schon viele Jahre krank. Meine Beschwerden werden auch von Jahr zu Jahr schlimmer.

Dr. Bruker: Worin bestehen Ihre Beschwerden?

Patientin: Vor Jahren, ungefähr 10 Jahre ist das her, fing es an mit Kreuzschmerzen. In letzter Zeit sind sie fast immer da. Jetzt tut mir aber auch der Rücken weh, weiter oben, und ich habe Schmerzen in den Knien und in der linken Hüfte.

Dr. Bruker: Haben Sie die Schmerzen mehr in der Ruhe oder bei Bewegung?

Patientin: In Ruhe habe ich so gut wie keine Schmerzen. Aber jeder Schritt tut weh.

Dr. Bruker: Was haben Sie bisher dagegen unternommen?

Patientin: Nun, das Übliche. Ich nehme Medikamente ein, die mir verschrieben wurden. Die Schmerzen sind dadurch wenigstens auszuhalten.

Dr. Bruker: Ist Ihnen klar, dass dies ja nur eine Linderung Ihrer Beschwerden bedeutet, dass sich damit aber Ihre Krankheit nicht bessert?

Patientin: Ja, das ist mir klar, aber was soll ich denn sonst machen?

Dr. Bruker: Jede Krankheit hat Ursachen.

Patientin: Von Ursachen hat mir der Arzt aber nichts erzählt. Er hat gesagt, das hätten heute viele Leute.

Dr. Bruker: Dies hängt damit zusammen, dass wir Ärzte während unserer Ausbildung an der Universität zwar hervorragend ausgebildet werden in Diagnostik und Therapie, aber über die eigentlichen Ursachen der Krankheiten erfahren wir so gut wie nichts.

Patientin: Der Arzt hat eine Röntgenaufnahme gemacht und dabei eine Osteoporose festgestellt und mir erklärt, dass davon die Schmerzen kommen.

Dr. Bruker: Das ist so nicht richtig, denn die Knochen selbst haben gar keine Schmerznerven.

Patientin: Ich habe doch aber wirklich viel Schmerzen.

Dr. Bruker: Es sind aber nicht die Knochen, die weh tun, sondern die Weichteile, also die Muskeln, die Sehnen und Bänder, das Bindegewebe. Man sagt zwar so allgemein „mir tun alle Knochen weh", aber in Wirklichkeit sind es nicht die Knochen, sondern die Weichteile des Bewegungsapparates.

Patientin: Der Arzt hat doch eine Röntgenaufnahme von mir gemacht und dabei die Osteoporose festgestellt.

Dr. Bruker: Das ist mir klar, denn die Diagnose Osteoporose kann man nur anhand eines Röntgenbildes stellen. Wissen Sie denn, was man unter Osteoporose versteht?

Patientin: Der Arzt sagte, ich hätte nicht genug Kalk in den Knochen.

Dr. Bruker: Bei einer Röntgenaufnahme kann man, wie gesagt, nur den Knochen sehen, da die Röntgenstrahlen durch die Weichteile hindurchgehen, ohne einen Schatten zu machen. Nur der kalkhaltige Knochen zeigt im Röntgenbild einen Schatten. Was heißt „nicht genug Kalk"? Den Knochen kann man ja überhaupt nur deshalb im Röntgenbild sehen, weil er Kalk enthält! Je kalkhaltiger er ist, umso intensiver der Röntgenschatten.

Patientin: Wenn der Knochen wenig Kalk enthält, kommt es zu Schmerzen?

Dr. Bruker: Nein. Ob ein Knochen mehr oder weniger kalkhaltig ist, führt zu keinerlei Beschwerden.

Patientin: Sie sagen, der Knochen habe keine Schmerznerven. Wenn ich mir aber was breche, tut es doch weh.

Dr. Bruker: Der Knochen ist von einer außerordentlich schmerzempfindlichen Haut, der Knochenhaut, dem so genannten Periost, umgeben. Die Knochenhaut ist sehr schmerzempfindlich. Das merken Sie, wenn Sie sich mal am Schienbein stoßen.

Patientin: Sie meinen also, dass meine Schmerzen nicht vom Knochen kommen.

Dr. Bruker: Die Schmerzen kommen sicher nicht vom Knochen, sondern von den Weichteilen.

Patientin: Wenn es nicht die Knochen sind, die weh tun, weshalb macht man dann überhaupt eine Röntgenaufnahme?

Dr. Bruker: Bei schmerzhaften Erkrankungen der Bewegungsorgane ist eine Röntgenaufnahme des Knochens sicher nicht notwendig. Sie ist selbstverständlich nötig bei einem Unfall, bei dem es zu einem Knochenbruch kommen kann oder bei einer örtlichen Knochengeschwulst. Knochenaufnahmen sind auch notwendig, wenn jemand an einem Krebs erkrankt ist, um Tochtergeschwülste im Knochen festzustellen bzw. auszuschließen. Aber es ist etwas ganz anderes, wenn jemand an Muskel- oder Gelenkrheumatismus erkrankt ist. Dabei ist eine Röntgenaufnahme des Knochens unnötig.

Patientin: Aber sie wird doch häufig gemacht?

Dr. Bruker: Das ist ein heikles Kapitel. Zum einen erweckt es beim Patienten das Gefühl, dass der Arzt sehr gründlich ist. Zum anderen bringt eine Röntgenaufnahme auch wirtschaftliche Vorteile.

Patientin: Zur genauen Diagnose eines Gelenkrheumatismus ist also gar keine Röntgenaufnahme nötig?

Dr. Bruker: Nein, sie ist nicht notwendig, da es sich ja um eine Erkrankung der Weichteile handelt.

Patientin: Ich weiß aber, dass bei Patienten mit schwerer Arthrose Veränderungen im Röntgenbild zu erkennen sind.

Dr. Bruker: Dies ist richtig. Man kann die Diagnose einer Arthrose aber auch ohne Röntgenbild stellen. Bei der Arthrose handelt es sich um eine degenerative Erkrankung des Gelenks. Im Anfangsstadium einer Arthrose befinden sich beim Röntgenbild keinerlei Veränderungen. Die treten erst bei weiter fortgeschrittener Arthrose auf. Zur Diagnose Arthrose ist daher ein Röntgenbild nicht erforderlich, da die Krankheit charakteristische Krankheitserscheinungen zeigt, z. B. Schmerzen und reflektorische Bewegungsbehinderung im Gelenkbereich. Erst bei einer weit fortgeschrittenen Arthrose kommt es im Röntgenbild zu einer so genannten Verschmälerung des Gelenkspalts. Diese wird dadurch hervorgerufen, dass die Knorpelschicht, mit der die beiden Gelenkenden des Knochens überzogen sind, degeneriert und dadurch im Röntgenbild die Knochenenden sich einander nähern. Dies stellt sich durch eine Verschmälerung des Gelenkspalts dar.

Patientin: Dann handelt es sich bei einer Arthrose gar nicht um eine Knochenerkrankung?

Dr. Bruker: Dies ist zunächst richtig. Zuerst erkranken nur die Weichteile. Die Muskeln haben einen

Ursprung und Ansatz. Diese Muskelenden wandeln sich in Gelenknähe in Sehnen.

Patientin: Es gibt doch aber viele Menschen, die Rheuma haben.

Dr. Bruker: Rheuma ist ein Sammelbegriff für alle Erkrankungen im Bewegungsapparat. Man unterscheidet da entzündliche Formen, die Arthritis, und degenerative Formen, die Arthrosen. Die Erkrankungen der Bewegungsorgane sind nach amtlicher Statistik die häufigsten Erkrankungen der zivilisierten Menschen überhaupt.

Patientin: Warum hat dies etwas mit der Zivilisation zu tun?

Dr. Bruker: Alle Erkrankungen der Bewegungsorgane sind ernährungsbedingte Zivilisationsschäden. Nach amtlichen Statistiken werden in der früheren Bundesrepublik 15 bis 20 Millionen Bundesbürger genannt, die an diesen Krankheiten leiden.

Patientin: Man hört doch aber, dass Herzinfarkt und Kreislaufkrankheiten die häufigsten sind.

Dr. Bruker: Wenn man die Todesursachen berücksichtigt, stimmt dies. Die Erkrankungen der Bewegungsorgane sind aber keine lebensbedrohlichen Krankheiten. Man leidet an ihnen, stirbt aber nicht daran. Nehmen wir etwa an, ein Mensch erkranke durch zivilisatorische Fehlernährung an einer Störung des Calciumhaushaltes. So werden dem Herzmuskel bei jeder Systole die nötigen Calcium-Ionen zur Verfügung gestellt, während sie langfristig dem Knochen entzogen werden.

Patientin: Wie kommt es denn zu dieser Störung im Calciumhaushalt?

Dr. Bruker: Als Beispiel eignet sich gut die Rachitis des Kleinkindes. Es ist eigentlich jedermann bekannt, dass es sich bei der Rachitis um eine Erkrankung handelt, die nicht durch Kalkmangel, sondern durch Mangel an Vitamin D zustande kommt. Fehlt Vitamin D, so ist der Organismus nicht imstande, das Calcium in den Knochen einzubauen. Der Calciumhaushalt wird neben anderen Faktoren also auch durch den Vitamin-D-Gehalt der Nahrung gesteuert.

Patientin: Bei der Osteoporose soll doch zu wenig Kalk im Knochen sein. Wenn Sie nun sagen, dass das Kleinkind auch zu wenig Kalk hat bei Rachitis durch Störungen und zu wenig Vitamin D . . ., ist es dann beim Erwachsenen mit Osteoporose ähnlich?

Dr. Bruker: Sie kommen auf den zentralen wesentlichen Punkt. Man könnte daher die Osteoporose als eine Spätrachitis des Erwachsenen ansehen. Es besteht allerdings ein wesentlicher Unterschied insofern, als es sich bei dem Säugling und Kleinkind um einen noch in der Entwicklung und im Aufbau befindlichen Knochen handelt, während es beim Erwachsenen um einen gesunden fertigen Knochen geht.

Patientin: Man liest doch aber immer, dass die Osteoporose durch Kalkmangel zustande käme.

Dr. Bruker: Dies erscheint zwar einleuchtend, wenn man das Problem rein anatomisch vom ungenügenden Kalkgehalt des Knochens aus betrachtet. Die Sache sieht aber sofort anders aus, wenn man nach den Ursachen fragt.

Patientin: Sie meinen, dass die Osteoporose nicht durch Kalkmangel entsteht, sondern dass noch andere Gründe vorliegen müssen.

Dr. Bruker: Genau darauf will ich hinaus. Auch beim Erwachsenen wird der Calciumhaushalt von mehreren Faktoren gesteuert. Hierbei spielen die Nebenschilddrüsen, die so genannten Epithelkörperchen, eine wichtige Rolle. Dabei spielt das von ihnen abgesonderte Parathormon eine Rolle. Entscheidend ist aber auch für den Erwachsenen in erster Linie das Vitamin D.

Patientin: Sie meinen also, dass Osteoporose ganz sicher eine ernährungsbedingte Krankheit ist?

Dr. Bruker: Dies ist nicht nur meine Meinung, sondern hier handelt es sich um eine wissenschaftlich einwandfrei festgestellte Tatsache.

Patientin: Gibt es dafür Beweise?

Dr. Bruker: Natürlich. So wie eine vitalstoffreiche Ernährung des Säuglings mit Sicherheit eine Rachitis verhütet, so kann man einem Erwachsenen garantieren, dass er keine Osteoporose bekommt, wenn er statt einer vitalstoffarmen Zivilisationskost eine vitalstoffreiche Vollwertkost zu sich nimmt.

Patientin: Meinen Sie, dass auch meine Osteoporose ernährungsbedingt ist?

Dr. Bruker: Selbstverständlich. Jede Osteoporose ist eine ernährungsbedingte Zivilisationskrankheit. Da sind Sie keine Ausnahme.

Patientin: Ich habe gehört, dass sie nicht mehr heilbar ist. Das wären ja schlechte Aussichten.

Dr. Bruker: Die Osteoporose ist nicht nur mit Sicherheit verhütbar, sondern auch heilbar, wenn man mit der Behandlung nicht im weit fortgeschrittenen Stadium beginnt.

Patientin: Ich glaube, ich habe die Zusammenhänge verstanden. Was muss ich nun tun?

Dr. Bruker: Wie bei allen ernährungsbedingten Zivilisationskrankheiten: strenge Vermeidung aller Auszugsmehlprodukte und aller Fabrikzuckerarten. Die Auszugsmehle sollen durch Vollkornmehle und daraus hergestellte Gebäcke und Gerichte ersetzt werden. Das volle Getreidekorn, also Weizen, Roggen, Hafer, Gerste, Hirse, enthält in seinen Randschichten und im Keim nicht nur ausreichend Vitamin D, sondern alle heute bekannten Vitamine. Die Zunahme der Osteoporose geht parallel mit der Zunahme anderer ernährungsbedingter Zivilisationskrankheiten. Und das ist in erster Linie verursacht durch die vitalstoffarmen Auszugsmehlprodukte. Wenn etwa ein Drittel der Gesamtnahrung aus Frischkost besteht, ist auch damit eine ausreichende Zufuhr von Vitamin D und allen anderen Vitaminen garantiert.

Patientin: Sie sagten doch aber, dass bei meiner Krankheit ein Mangel an Parathormon die ursächliche Rolle spielt.

Dr. Bruker: Wenn der Organismus nicht genügend Parathormon erzeugt, so handelt es sich hier bereits um ein Krankheitssymptom, das ja seinerseits Ursachen haben muss. Und die Ursache dieser innersekretorischen Störung liegt in einem langzeitigen Mangel an bestimmten Vitalstoffen, der eben durch die übliche Zivilisationskost verursacht wird.

Patientin: Kann die Kalkarmut in meinen Knochen noch gebessert werden?

Dr. Bruker: Sicher, aber nicht durch Zufuhr von Kalk oder calciumhaltigen Präparaten, sondern durch eine vitalstoffreiche Vollwertkost, die eben auch automatisch ausreichend Vitamin D enthält. Dies ist ja der Grund, weshalb wir immer wieder betonen, dass die Osteoporose eine rein ernährungsbedingte Zivilisationskrankheit ist und mit Sicherheit durch eine entsprechende vitalstoffreiche Vollwertkost verhütet bzw. geheilt werden kann. Jede Nahrung, die die zahlreichen anderen ernährungsbedingten Zivilisationskrankheiten, wie z. B. Zahnkaries, Herzinfarkt, Gallensteine usw., verhütet, verhütet und bessert auch mit Sicherheit die Osteoporose.

Patientin: Sie haben vorhin etwas vom Zucker gesagt ...

Dr. Bruker: Es ist bekannt, dass der Zucker ein Kalkräuber ist. Dies gilt natürlich nicht für den Zucker in süßen Früchten, sondern für die in der Fabrik hergestellten Zuckerarten, wie man sie überall kaufen kann.

Patientin: Was ist denn da der Unterschied?

Dr. Bruker: In den von Natur aus süßen Lebensmitteln sind ja außer den Zuckerstoffen alle biologischen Wirkstoffe drin, die der Organismus benötigt, um den Zucker zu verwerten. In den chemisch reinen Fabrikzuckerarten fehlen diese Stoffe.

Patientin: Woher weiß man das so genau? In den Zeitungen lese ich meistens, dass Zucker ganz gesund ist, wenn man nicht zu viel nascht.

Dr. Bruker: Das wurde schon vor Jahrzehnten von Wissenschaftlern belegt. Da gibt es Tierfütterungsversuche, die eindeutig zeigen, dass Zucker – also Fabrikzucker – ein Vitamin- und Kalkräuber ist. Der japanische Forscher Katase hat z. B. Kaninchen mit geringen Mengen isoliertem Zucker gefüttert. Diese Mengen entsprachen umgerechnet etwa einer Menge, wie sie ein Kind nascht. Das heißt, die Kaninchen bekamen täglich nur etwa 2 bis 4 Gramm zu ihrem normalen Futter dazu. Nach wenigen Wochen konnte man schwerste Veränderungen am ganzen Knochensystem feststellen. Also Brüche, Verbiegungen, Erweichungen usw. Wundert es Sie da noch, dass heute schon so viele Jugendliche vermehrt Erkrankungen des Bewegungsapparates, Haltungsschäden, vermehrt Knochenbrüche und Sportverletzungen haben? Unsere Jugendlichen stehen ja unter ähnlichen Versuchsbedingungen wie die Kaninchen von Katase. Es ist doch klar, dass sich über Jahrzehnte dann im Alter die Schäden noch viel stärker zeigen müssen.

Patientin: Ja, darüber müsste man dann doch aber überall aufklären. Ich habe doch gelesen, dass der Zucker gesund ...

Dr. Bruker: Das sind doch wirtschaftliche Interessen,

die dahinterstecken. Die Zuckerindustrie ist eine Weltmacht. Ich kann Ihnen nur einen Rat geben: Fallen Sie nicht auf die Werbung herein. Essen und trinken Sie vor allen Dingen nichts, wofür Werbung gemacht wird.

So, nun möchte ich Ihnen mal Blut abnehmen und Sie auch untersuchen.

Sie haben ja selbst schon gemerkt, dass die Beweglichkeit Ihrer Wirbelsäule, besonders der Hals- und Lendenwirbelsäule, nicht nur eingeschränkt, sondern dass die Bewegung auch schmerzhaft ist. Dies haben wir eben bei der Untersuchung festgestellt.

Patientin: Was kann ich außer der richtigen Ernährung noch tun?

Dr. Bruker: Ihre Frage erweckt bei mir den Verdacht, dass Sie vielleicht doch noch nicht ganz verstanden haben, dass Ihre Krankheit durch Fehler in der Ernährung entstanden ist. Deshalb möchte ich nochmals betonen, dass Sie ohne Abstellung der Ernährungsfehler keinen Erfolg haben werden. Nehmen Sie also den Ernährungsanteil sehr ernst und führen Sie ihn streng durch.

Patientin: Meinen Sie also, dass Bäder und Massagen gar nicht helfen?

Dr. Bruker: Es ist selbstverständlich, dass auch solche Maßnahmen verordnet werden, weil ja dadurch die lästigen Beschwerden gelindert werden können. Aber sie beseitigen eben die Ursachen nicht. Es gibt natürlich zahlreiche Behandlungsarten, die wir als symptomatische Linderungsbehandlung zusammenfassen: verschiedene Formen der Massage, muskuläre Massage, Bindegewebsmassage, Lymphdrainage nach de Vodder, Vollbäder mit speziellen Zusätzen wie Heublumen- und Fichtennadelextrakt, Teilbäder wie Wechselunterschenkelbäder, ansteigende Arm- und Unterschenkelbäder, örtliche Wärmeanwendungen wie Heublumensäcke, Fango, heiße Sandbäder, Hydrotherapie nach Kneipp – vorwiegend in Form von Güssen, Akupunktur, Massage der reflektorischen Zonen im Bindegewebe nach Dicke, so genannte Bindegewebsmassagen, Zonenreflexmassage usw.

Patientin: Kann ich zusätzlich auch noch ein Medikament einnehmen?

Dr. Bruker: Ja, es gibt außerordentlich viele Medikamente bei den rheumatischen Beschwerden. Sie haben aber alle nur lindernde Wirkung und bringen keine Heilung. Wenn Ihre Schmerzen sehr stark sind, will ich Ihnen gern ein schmerzlinderndes Mittel aufschreiben, das Sie aber nur kurzfristig nehmen sollen.

Patientin: Helfen auch homöopathische Mittel?

Dr. Bruker: Natürlich. Aber man kann auch mit homöopathischen Mitteln die Ursachen, die in falscher Ernährung liegen, nicht beseitigen, aber man kann die Heilbestrebungen des Organismus mitsinnig hervorragend unterstützen.

Dazu eignen sich Arzneimittel, die nach der Ähnlichkeitsregel ausgewählt werden, also nach dem homöopathischen Prinzip, besonders gut.

Patientin: Ja, das möchte ich gern, denn ich habe mittlerweile eine solche Abneigung und Angst vor den starken Arzneimitteln. Wenn ich die Nebenwirkungen lese, möchte ich sie schon gar nicht mehr nehmen.

Dr. Bruker: Da sich in Ihrem Fall die Schmerzen bei Bewegung verschlimmern, möchte ich mit Bryonia D 3, 3 × täglich 5 Tropfen, bei Ihnen beginnen. Es gibt nämlich auch Fälle, bei denen es umgekehrt liegt, bei denen sich die Beschwerden in Ruhe verschlimmern. Hier käme dann Rhus toxicodendron D 6, 3 × tägl. 5 Tropfen in Frage. Je nach den wechselnden Beschwerden muss auch das homöopathische Arzneimittel gewechselt werden.

Patientin: Sie haben mir richtig Mut gemacht.

Dr. Bruker: Wir haben nun einiges besprochen, aber noch längst nicht alles. Das dürfte aber für den Anfang erst einmal genügen. Ich würde vorschla-

gen, dass wir uns in vier Wochen wieder einmal sehen.
Patientin: Ja, das mache ich.

Die Patientin kam nach etwa acht Wochen wieder in die Beratung. Sie hatte die Ernährungsratschläge genau befolgt und war weitgehend beschwerdefrei.

Anfragen aus der täglichen Korrespondenz

Frage:
Ich habe gelesen, dass „strenge vegetarische Kost die Knochensubstanz durch eine mangelnde Zufuhr an Kalzium und Phosphor beeinträchtigt." So stand es in unserer Zeitung am 8. 3. 91. Was ist davon zu halten? Wir leben schon jahrelang nach Ihren Richtlinien. Müssen wir nun damit rechnen, eines Tages – so schreibt es die Zeitung – an Osteoporose zu erkranken?

Antwort:
Das Gegenteil ist richtig. Bei einer vitalstoffreichen Vollwertkost, die ja vegetarisch ist, kann es unmöglich zu einer Osteoporose kommen. Es gibt aber leider auch vegetarische Kostformen, die minderwertig sind, z. B. beim so genannten „Puddingvegetarier". Dabei handelt es sich aber nicht um eine Vollwertkost.

Knochenschwund, heute fälschlicherweise als Osteoporose bezeichnet, ist keine Calcium- und keine Phosphormangelkrankheit. Es handelt sich um eine Stoffwechselstörung, der jahrzehntelange Fehler in der Lebensführung (Ernährung) vorausgegangen sind. Der Organismus ist dann nicht in der Lage, die nötigen Stoffe (also z. B. Calcium, Phosphor) in den Knochen einzulagern, weil die dazu notwendigen biologischen Wirkstoffe – in erster Linie Vitamin D – nicht in ausreichender Menge in der üblichen Kost vorhanden sind.

Bei einer richtig durchgeführten vegetarischen Vollwertkost, wie ich sie in all meinen Büchern beschrieben habe, besteht kein Mangel an Vitalstoffen, also auch kein Mangel an Calcium und Phosphor.

Frage:
Ich bin in den letzten Jahren ca. 8 cm kleiner geworden. Mein Arzt spricht von Osteoporose. Was sagen Sie dazu?

Antwort:
Die Veränderung Ihrer Körpergröße hängt nicht mit den Knochen, sondern wiederum mit den Weichteilen zusammen, in diesem Fall mit den Zwischenwirbelscheiben, die schmäler werden. Es gibt Fälle, bei denen dadurch die Größe insgesamt um bis zu 10 cm abnehmen kann. Wenn dann noch eine Krümmung der Wirbelsäule dazukommt und es dadurch zum so genannten Witwenbuckel kommt, kann die Längenabnahme noch stärker sein.

Es gibt aber auch zusätzlich noch Deckplatteneinbrüche an den Wirbeln, wodurch es sogar im fortgeschrittenen Stadium zur Abnahme der Wirbelhöhe selbst kommt.

Frage:
Stimmt es, dass man der Osteoporose vorbeugen kann, wenn man sich nach der 5-Punkte-Diät ernährt? Also jeden Tag Milch, Joghurt, Quark, mageren Käse und mit Calcium angereicherte Erfrischungsgetränke zu sich nimmt?

Antwort:
Ich glaube, dass Sie die Frage stellen, weil Sie schon selbst empfinden, dass das so nicht stimmen kann. Die Aussage ist natürlich nicht richtig. Man versucht hier, ähnlich wie bei der überholten alten Kalorienlehre, eine Stoffwechselstörung, wie sie der Osteoporose nun einmal eindeutig zugrunde liegt, zu einem quantitativen Problem zu machen. Nicht die Mengenzufuhr – in diesem Fall ist wohl wieder einmal isoliert das Calcium gemeint – ist entscheidend, sondern die Qualität der Nahrung, also das Vorhandensein biologischer Wirkstoffe zur Steuerung des Calciumstoffwechsels. Das ist der entscheidende Punkt.

Im Übrigen würden Sie sich bei täglichem Verzehr der genannten Produkte auf Dauer zu viel tierisches Eiweiß zuführen und dadurch andere Gesundheitsschäden bekommen.

Frage:
Getreide, besonders im Müsli, soll ein „Kalziumkiller" sein, weil das darin vorkommende Phytin das Kalzium an sich bindet.

Außerdem wird vor oxalsäurereichen Lebensmitteln, wie Rhabarber, Spinat, Kakao, Schokolade, Mangold und Tomaten gewarnt, weil sie die Calciumaufnahme hemmen sollen.

Antwort:
Auch bei diesen Fragen besteht die Gefahr desselben Missverständnisses, dass einfache chemische Reaktionen, wie wir sie vom Labor her kennen, auf die biochemischen Vorgänge im menschlichen Gesamtorganismus übertragen werden. Dies ist weder vom wissenschaftlichen Standpunkt aus möglich, noch laufen praktisch die Vorgänge im Organismus so ab, wie es bei dem aus der Ganzheit herausgerissenen Teilgeschehen im Labor der Fall ist.

Konkret bedeutet dies, dass natürlich im menschlichen Organismus nicht wie in der Retorte das Calcium dadurch gebunden bzw. praktisch unwirksam wird, wenn der Mensch oxalsäurehaltige oder phytinhaltige Lebensmittel verzehrt.

Hier liegt noch ein weiterer logischer Trugschluss vor, wenn angenommen wird, dass diese im Lebensmittel enthaltenen Stoffe unverändert die Verdauungsorgane passieren und im Blut zum Beispiel als Oxalsäure erscheinen. Hier sind doch komplizierte Vorgänge in den Verdauungsorganen dazwischengeschaltet. So muss man beispielsweise wissen, dass beim Abbau der Kohlenhydrate im intermediären Stoffwechsel die Oxalsäurestufe durchlaufen wird. Solche Zwischenprodukte treten auch auf, wenn in der Nahrung keine oxalsäurehaltigen Lebensmittel vorhanden sind.

Der ganze Phytinrummel wird ad absurdum geführt, wenn man weiß, dass die Phytinsäure mit Hilfe des Enzyms Phytase aufgespalten wird, sodass dem Organismus ausreichend Calcium zur Verfügung steht.

Im Übrigen ist im Vollgetreide wesentlich mehr Calcium enthalten als im minderwertigen Auszugsmehl. Vor Gebäcken, Broten und anderen wertarmen Produkten aus Auszugsmehl wird jedoch nicht gewarnt, sondern vor dem gesunden Vollgetreide und Frischkornbrei.

Manchmal habe ich den Eindruck, dass von offizieller Seite alles, was schädlich ist, geschützt und verteidigt wird. Da die Nahrungsmittelindustrie eine Weltmacht ist, die Milliardenumsätze mit minderwertigen, krankmachenden Produkten macht, hat sie auch die Einflussmöglichkeit, objektive Informationen zu verhindern und Fehlinformationen in breitester Form zu streuen.

So stimmt es also keineswegs, dass Getreide ein „Calciumkiller" ist, wie aus Laboruntersuchungen fälschlich geschlossen wird. Sie können und sollten also weiterhin mit gutem Gewissen Frischkornbrei und Vollkornprodukte essen. Der Schöpfer hat keine so widersinnigen Fehler gemacht, wie ihm heute manche „Experten" mit röhrenförmigem Gesichtsfeld gern unterstellen möchten.

Ernährung ist nicht alles, aber ohne Ernährung ist alles nichts

Wenn man die Ursachen der Osteoporose berücksichtigt, gibt es selbstverständlich Auswege und Hoffnung für die Betroffenen, da Osteoporose nachweislich ernährungsbedingt ist. Bei dieser Behauptung handelt es sich nicht um Meinungen, sondern um Fakten, die nach mehr als 60-jähriger Erfahrung in Klinik und Praxis vorliegen.

Seit etwa 100 Jahren hat der Mensch durch technische Eingriffe in den Nahrungsbereich aus ursprünglichen Lebensmitteln Fabrikprodukte gefertigt, denen wichtige biologische Wirkstoffe (Vitalstoffe) fehlen.

Am täglichen Brot wird dies besonders deutlich. Deutschland ist das Land, das die meisten Brotsorten – etwa 800 – auf den Markt bringt. Es handelt sich dabei jedoch weitgehend um Fabrikpräparate, die nicht nur aus minderwertigem Auszugsmehl hergestellt werden, sondern auch noch zahlreiche Zusatzstoffe enthalten.

„Unser täglich Brot", wie es im Vaterunser erbeten wird, gibt es heute nur noch aus eigener Herstellung oder beim Bäcker Ihres Vertrauens, der sein Getreide selbst mahlt, keine Zusatzstoffe verwendet und sich jederzeit über die Schulter schauen lässt.

Mit geradezu verantwortungsloser Sorglosigkeit werden die üblichen Brote aus Fertigmehlen hergestellt, deren Mischung aus der Hexenküche von Goethes Zauberlehrling stammen könnte. Die Backeigenschaften und Zutaten werden in Chemie-Labors konstruiert. Mehr als 150 Zusatzstoffe sind erlaubt und brauchen nicht deklariert zu werden. Was hat beispielsweise der Zusatzstoff E 921/Cystin im Brot verloren? Es ist ein Mehlbehandlungsmittel, das aus Menschenhaar oder Schweineborsten gewonnen wird. Es soll den Teig „gefügig" machen, „maschinabel" halten, sodass er bei der Verarbeitung keine Schwierigkeiten macht, nicht klebt, sich nicht zusammenzieht, wie er will und möchte, sondern ständig in Form bleibt. Ruhe- und Knetzeiten entfallen dadurch.

„1986 produzierten deutsche Hersteller etwa 135 000 Tonnen Backmittel im Wert von fast einer Milliarde Mark. Darunter befanden sich an die 40 000 Tonnen Hilfsstoffe zur Broterzeugung, etwa 30 000 Tonnen Pülverchen und Pasten als Brötchenbackhilfen und 27 000 Tonnen Mittel für Füllungen und Auflagen." (Pollmer/Wirtz, CHANCEN 2/88).

Fast jedes Bäckerprodukt gibt es als vorgefertigte Fabrikware. Lediglich Anrühren und Backen ist noch erforderlich.

> *In unseren Nahrungsmitteln sind Chemikalien enthalten, die noch vor ein paar Jahrzehnten nicht einmal in den Giftschränken der chemischen Laboratorien existierten.*
> Max Thürkauf

Präparate dieser Art verdienen den Namen Brot (zu Althochdeutsch pröt, eigentlich „Gegorenes") schon längst nicht mehr und rangieren in der Tabelle „Die Ordnung unserer Nahrung", die der Ernährungsforscher Prof. Dr. Werner Kollath aufstellte, in der minderwertigsten sechsten Randgruppe.

Sollen die ernährungsbedingten Zivilisationskrankheiten – also auch die Osteoporose – verhütet werden, zum Stillstand kommen, oder sich so bessern, dass man eventuell sogar von Heilung sprechen kann, müssten auch die krankmachenden Ursachen gemieden werden.

Zu den Nahrungsmitteln, die zu meiden sind, gehören Auszugsmehle und Produkte daraus, also die Mehle, bei denen der wertvolle Keim und die Randschichten entfernt wurden. Sie werden im Handel als Weißmehl (aus Weizen) oder Graumehl (aus Roggen) angeboten. Je niedriger die Typenzahl auf der Mehlpackung ist, umso minderwertiger ist das Produkt.

Mehl der Type 405 enthält beispielsweise nur noch 405 mg Mineralstoffe auf 100 g Trockensubstanz gerechnet. Auch die angebotenen Vollkornmehle, Type 1700 oder 1800, sind haltbare Mehle. Das Kennzeichen eines vollwertigen Mehls ist jedoch seine Verderblichkeit. Es wird bei längerer Lagerung ranzig, verliert an Geschmack. Wenn Sie es nicht kühl und trocken lagern, kann es passieren, dass sich Kornkäfer, Milben oder Mehlmotten daran gütlich tun. Dieses Mehl ist lebendig, schmeckt ihnen also noch. An Auszugsmehl geht ganz sicher kein Ungeziefer, auch wenn es lange Zeit aufbewahrt wird – so „tot" ist es bereits durch fabrikatorische Verarbeitung.

Zu den minderwertigen Getreideprodukten gehört auch der übliche geschälte Reis. Auch er ist zu meiden.

Zu meiden sind weiterhin alle Fabrikzuckerarten: gewöhnlicher Haushaltszucker, brauner Zucker, Fruchtzucker, Traubenzucker, Milchzucker, Malzzucker, so genannter Vollrohrzucker, Sucanat, Ur-Süße, Ur-Zucker, Rapadura, Demerara, Panelista, Melasse, Rübensirup, Ahornsirup, Apfeldicksaft, Birnendicksaft, Frutilose, Maltodextrin, Reismalz, Gerstenmalz, Glucosesirup, Leucrose, Mascobado u. a. m.

Trauen Sie nicht den Produktanalysen, sie sind oft, wie wir selbst feststellen konnten, frei erfunden.

Fabrikzucker ist nicht nur ein „Kalk- und Vitaminräuber", sondern kann im Rahmen einer vollwertigen Ernährung Unverträglichkeitserscheinungen hervorrufen. Bei auftretenden Bauchbeschwerden wird oft die „neue Küche" beschuldigt, in Wirklichkeit liegt es nicht an den neuen Gerichten, wenn über Völlegefühl, Blähungen oder Unbekömmlichkeit geklagt wird, sondern an den alten nicht dazu passenden „Störenfrieden", den Zuckerkonzentraten. Wer Ausführlicheres darüber wissen will, liest am besten das Buch „Zucker, Zucker ... krank durch Fabrikzucker" (emu-Verlag).

Fabrikfette, also Margarine und gewöhnliche raffinierte Öle, gehören ebenfalls nicht in eine vitalstoffreiche Vollwertkost.

Magen-, Leber-, Galle-, Darmempfindliche sollten neben den Fabrikzuckerarten auch Säfte und gekochtes Obst meiden, da auch sie Unverträglichkeiten hervorrufen können.

Was darf dann überhaupt noch gegessen werden?
Eine ganze Menge:

Vollkornprodukte aller Art, also verschiedene Sorten Vollkornbrot, Vollkornbrötchen und Gebäcke, Nudeln, Reis und andere Besonderheiten aus dem vollen Korn. Vollgetreide enthält – im Gegensatz zum minderwertigen Auszugsmehl – alle Vitalstoffe und somit auch den wichtigen Vitamin-B-Komplex und Vitamin D.

Da die Getreidegerichte erhitzt werden, ist die Ergänzung durch unerhitztes Getreide wichtig. Täglich sollte also ein **Frischkorngericht** gegessen werden. Am bekanntesten und beliebtesten ist der Frischkornbrei nach Prof. Kollath.
Er wird aus einer Mischung von Roggen und Weizen oder aus *einer* Getreidesorte hergestellt. Es kann auch Weizen, Roggen, Hafer, Gerste, Hirse gemischt werden. Von dieser Mischung werden 3 Esslöffel durch eine Kaffeemühle oder Getreidemühle grob geschrotet. Das Mahlen muss jedes Mal frisch vor

der Zubereitung vorgenommen werden. Nicht auf Vorrat mahlen!

Das gemahlene Getreide wird mit ungekochtem, kaltem Leitungswasser zu einem Brei gerührt und mehrere Stunden (bis zu 12) stehen gelassen. Die Wassermenge wird so berechnet, dass nach der Quellung nichts weggegossen zu werden braucht. Nach 5 – 12 Stunden wird dieser Brei genussfähig gemacht durch Zusatz von frischem Obst (je nach Jahreszeit), Zitronensaft, 1 Teelöffel Honig (nur manchmal; regelmäßig Honig kann Karies erzeugen), 1 Esslöffel Sahne, geriebenen Nüssen.

Solange verfügbar, sollte man immer einen Apfel hineinreiben und sogleich untermischen. Der geriebene Apfel macht den Frischkornbrei besonders luftig und wohlschmeckend.

Die Zubereitung mit Joghurt, Milch oder Sauermilch ist nicht empfehlenswert, da die Kombination bei Darmempfindlichen Unverträglichkeit hervorrufen kann. Es ist ohne Belang, zu welcher Tageszeit dieser Brei genossen wird.

*Trocken*früchte gehören nicht in den *Frisch*kornbrei! Auch sie können Unverträglichkeiten hervorrufen.

Zubereitung nach Dr. Evers: 3 Esslöffel Roggen oder Weizen (keine Mischung) werden über Nacht (etwa 12 Stunden) in ungekochtem, kaltem Leitungswasser eingeweicht. Am Morgen werden die Körner in einem Sieb mit frischem Wasser gespült. Tagsüber bleiben sie trocken stehen. In der zweiten Nacht werden sie wieder mit Wasser eingeweicht, am nächsten Morgen wieder gespült. Dieser Vorgang wird so lange fortgesetzt (im Durchschnitt 3 Tage), bis die Körner keimen und die Keimlinge ca. 1/3 cm lang sind. Die Getreidekörner lässt man bei Zimmertemperatur keimen.

Diese gekeimten Körner können mit Zutaten versehen werden, wie beim Frischkornbrei oben angegeben. Sie sind gründlich zu kauen.

Frischkost als tägliche Beilage darf nicht fehlen. Für den Gesunden reicht es, wenn etwa ein Drittel der Gesamtnahrung in frischer, unerhitzter Form als rohes Obst und Gemüse gegessen wird. Der Kranke sollte den Frischkostanteil erhöhen, je mehr ihm an seiner Gesundheit liegt – je nach Wunsch bis hin zur reinen Frischkost.

Als grobe Faustregel gilt, täglich zwei über und zwei unter der Erde gewachsene Gemüsesorten (zwei Drittel) sowie Getreide und frisches Obst (ein Drittel) zusammenzustellen.

Naturbelassene Fette in Form von Butter und so genannten kalt gepressten unraffinierten Ölen gehören in den Speiseplan einer vitalstoffreichen Vollwertkost. Butter ist als naturbelassenes Fett mit seinem Reichtum an gesättigten, ungesättigten und hochungesättigten Fettsäuren besonders zu empfehlen. Wer sich immer noch unberechtigt vor dem darin enthaltenen Cholesterin fürchtet, sollte das Buch „Cholesterin – der lebensnotwendige Stoff" (emu-Verlag) lesen.

Der Verzehr von tierischem Eiweiß in Form von Milch, Joghurt, Quark, Käse, Eiern, Wurst, Fleisch und Fisch ist einzuschränken oder – je nach Intensität der Beschwerden – zu vermeiden.

Alles Übrige darf gegessen werden.

Liebe Leserin, lieber Leser, es liegt nun an Ihnen, was Sie aus dem hier angebotenen Wissen und den Informationen, die frei und unabhängig von jedem wirtschaftlichen Interesse angeboten wurden, machen.

Widersetzen Sie sich den Fehlinformationen der Industrie und der so genannten „Wissenschaft", die aufgrund falscher analytischer Betrachtungsweise die Menschen in eine scheinbar ausweglose Sackgasse geführt haben, aus der es keinen Weg mehr in die Gesundheit zu geben scheint.

Wie die vorstehenden Ausführungen, die natürlich von der Nahrungsmittelindustrie und der pharmazeutischen Industrie bekämpft werden, zeigen, haben Sie den Schlüssel für Ihre Gesundheit selbst in der Hand. Setzen Sie die gewonnenen Erkenntnisse in die Tat um. Am besten noch heute!

> *Mit dem ausschließlich physikalisch-*
> *chemischen Denken der Experten ist*
> *das Wesen der Chemie und der Physik*
> *und somit auch deren Erkenntnisgrenze*
> *nicht zu erfassen, weil Chemie und*
> *Physik nichts Chemisches beziehungsweise*
> *Physikalisches sind – sondern etwas*
> *Menschliches.*
>
> Max Thürkauf

Literaturnachweis

AID-Verbraucherdienst 2/1992
Ärztezeitung 36/1990
Deutsches Ärzteblatt 87, Heft 3, 1990 ff
Hackethal, Julius, Der Meineid des Hippokrates, Gustav Lübbe Verlag, 1992
Hackethal, Julius, In die Hölle mit der Kassenmedizin, Beitrag aus „. . . die höchste Arznei aber ist die Liebe", emu-Verlag, 1992
Lewin, Louis, Gifte und Vergiftungen, Verlag Stilke, Berlin, 1929
Osteoporose-Patientenratgeber der Sandoz AG, 1992
Sieglbauer, F., Lehrbuch der Normalen Anatomie des Menschen, Verlag Schwarzenberg, Berlin, 1927
J. Woolliscroft, Diagnose- und Therapielexikon für den Hausarzt, Springer 1999

Stichwortverzeichnis

Alterskrankheiten 32, 42, 44, 73
Arthritis 23, 32, 62, 111
Arthrose 23, 32, 62, 110 f.
Auszugsmehl 114 f., 126, 128, 131

Bewegungsmangel 20, 57
bradytrophes Gewebe 30 f., 33

Calcium 20, 38, 46 ff., 57, 69 f., 97, 112 f., 125 f.
Calciummangel 11, 26 f., 45, 68, 122 f.
Cholesterin 97, 136

Eiweiß 125, 136
Erkrankungen des Bewegungsapparates 23, 35, 57, 67, 111
ernährungsbedingte Zivilisationskrankheiten 23 f., 31, 43, 111, 114 f.

Fabrikzucker 40, 85, 114, 116 f., 132

Fehlernährung 26, 85, 87, 111
Fett
− Fabrikfette 132
− naturbelassene Fette 135
Fluoride 75, 80, 83 ff.
Fluoridtherapie 80 ff.
Frischkorngericht 133
− Frischkornbrei nach Prof. Kollath 133
− Zubereitung nach Dr. Evers 134
Frischkost 115, 135

Hautbräunung 51 f.
Hautkrebs 50, 52 ff.
H-Milch 70
homöopathische Mittel 119 f.
Hormonbehandlung 87, 96, 101
Hormone 93, 97, 100
Hormonmangel 11, 20, 87
Hormonpräparate 75, 79, 89

Kalkmangel 45 ff., 112 f.
Katase, Awashi 117
Knochen 34 ff.
Knochendichte 11, 61, 64 ff.

Knochengewebe 35, 38 f.
Knochenhaut (Periost) 35, 56, 108
Knochenmasse 41, 80
Knorpel 37 f., 110
Kollath, Werner 130, 133
Körpergröße 123
Krankheitsursachen 19 ff., 26, 28, 54 f., 100, 106 f., 113
Krebs 24, 52 ff., 62, 109

Lebensbelastung 101
Lebenserwartung 73
Lebensführung 32, 100, 123

Milch 47, 69 f., 124, 136

Osteoblasten 21, 39, 41
Osteoporose
– Begriff 9, 19 ff., 61
– primäre Osteoporose 26 ff.
– sekundäre Osteoporose 26 ff..
Osteozyten 39

Parathormon 97, 113, 115
Periost siehe Knochenhaut
Phytin 125 f.
Presomen 76 f.

Rachitis 45 ff., 48, 112
Rheuma 23, 43, 57, 62, 111, 119

Röhrenknochen 36
Röntgen 61 ff., 107 ff.
Rundrücken 11, 23

Scheuermann'sche Krankheit 23
Schmerzen 35, 43, 56 ff., 107
Sonnenbäder 48
Sonnenbestrahlung 45, 50 ff.
Stoffwechsel 30 f., 39, 83, 97, 99
Stoffwechselkrankheiten 23
Stoffwechselstörung 47, 54, 124
symptomatische Behandlung 27, 58, 119

tachytrophes Gewebe 30, 33

Unverträglichkeiten 132ff.

Vegetarismus 122 f.
Vitalstoffmangel 9, 87, 115, 128
Vitamin D 45, 48, 112 f., 123, 133

Wechseljahre 69, 90, 95, 99 f.
Wirbelsäule 37

Zahnbein (Dentin) 40
Zahnkaries 23, 43, 85
Zeitfaktor 30 f., 43

Ein Verlag, ein Haus, eine Philosophie.

Millionen Bundesbürger kennen den kämpferischen Ganzheitsarzt Dr. Max Otto Bruker (1909–2001) aus dem Fernsehen, aus Vorträgen, durch den „Mundfunk" überzeugter Patienten. Vor allem lesen sie aber die rund 30 Bücher des schwäbischen Humanisten und Seelenarztes. Mit einer Gesamtauflage von mehreren Millionen Exemplaren ist Max Otto Bruker der wohl bedeutendste medizinische Erfolgsautor im deutschsprachigen Raum. Der – in der Nachfolge des Schweizer Reformarztes Bircher-Benner scherzhaft „Deutschlands Vollwertpapst" genannte – Massenaufklärer, langjährige Klinikchef und Ernährungsspezialist lehrt zwei fundamentale Erkenntnisse Patienten wie Gesunden: Der Mensch wird krank, weil er sich falsch ernährt. Der Mensch wird krank, weil er falsch lebt.

Hinter den Erfolgstiteln des emu-Verlages steht ein bedeutender Forscher und Arzt, eine Bewegung, ein Haus und tausend Schülerinnen und Schüler. 1994 wurde das „Dr.-Max-Otto-Bruker-Haus", das Zentrum für Gesundheit und ganzheitliche Lebensweise, auf der Lahnhöhe in Lahnstein bei Koblenz bezogen. Es stellt die äußere Krönung des Brukerschen Lebenswerkes dar: Der lichte Bau mit seinem Grasdach, den Sonnenkollektoren, seinen Seminarräumen, dem Foyer mit der Glaskuppel, dem wunderschönen Brukergarten mit Kneippanlage, Raum der Stille, Naturwald und Lehrpfad sind als Treffpunkt für all jene konzipiert, denen körperliche und seelische Gesundheit, ökologische und spirituelle Harmonie Herzensbedürfnis und Sehnsucht sind.

Hinter dem eleganten Halbmondkorpus mit dem markanten Grasdach verbirgt sich eine Begegnungsstätte für Gesundheitsbewusste, Seminarteilnehmer, Trost-, Ruhe- und Anregungsbedürftige.

Feste Termine:

Jeden Montag, 19.00 Uhr: Gesprächskreis Lebenskrisen mit Hassan El Khomri, Psychologischer Psychotherapeut
Jeden Dienstag, 18.30 Uhr: Vortrag Dr. phil. Mathias Jung (Lebenshilfe und Philosophie)
Jeden Mittwoch, 10.30 Uhr: Fragestunde mit Dr. med. Jürgen Birmanns (Ärztlicher Rat aus ganzheitlicher Sicht)

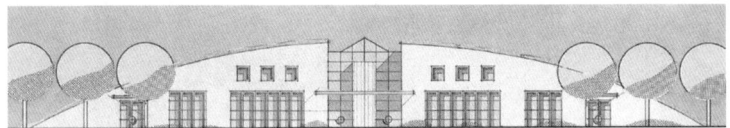

Das Dr.-Max-Otto-Bruker-Haus

Ausbildung Gesundheitsberater/in GGB
Lebensberatung/Frauen-, Männer- und Paargruppen

Die vitalstoffreiche Vollwertkost hat ihre Verbreitung, auch im klinischen Bereich, durch die unermüdliche Information und praktische Durchführung von Dr. M. O. Bruker gefunden. Um die Erkenntnisse gesunder Lebensführung und die durch falsche Ernährung provozierte Krankheitslawine ins öffentliche Bewusstsein zu rücken, bildet die von ihm 1978 gegründete „Gesellschaft für Gesundheitsberatung GGB e. V." ärztlich geprüfte Gesundheitsberaterinnen und Gesundheitsberater GGB aus. Über 5500 Frauen und Männer haben bislang die berufsbegleitende Ausbildung bestanden und wirken in Volkshochschulen, Bioläden, Lehrküchen, Krankenhäusern, ärztlichen Praxen, Krankenversicherungen und ähnlichen Bereichen.

Das Basiswissen Ernährung und Gesundheit wird im Grundlagenseminar vermittelt. Es kann von jedem Interessierten besucht werden. Auf der Lahnhöhe erhalten Sie durch das GGB-Expertenteam nicht nur eine sorgfältige Grundlagenausbildung über die vitalstoffreiche Vollwerternährung und den Krankmacher der „entnatürlichten" (denaturierten) Zivilisationsernährung (raffinierter Fabrikzucker, Auszugsmehle, fabrikatorische Öle und Fette, tierisches Eiweiß usw.), sondern gewinnen auch Einblick in die leibseelischen Zusammenhänge der Krankheiten.

Praxisseminare/Kochkurse

Das Dr.-Max-Otto-Bruker-Haus verfügt über eine Lehrküche sowie einen großen Kräutergarten. Es werden zahlreiche vegetarische Koch- und Backkurse für eine moderne vitalstoffreiche Vollwertkost angeboten. Der Schwerpunkt liegt auf einer „alltagstauglichen", aber dennoch fantasievollen, gesunden Ernährung ohne Tiereiweiß.

Das Programm umfasst Einführungskurse in die vitalstoffreiche Vollwertkost, Brotbackkurse, Männerkochkurse, Weihnachtsbäckerei, einen Kurs „Kaltes Büfett" und seit 2011 auch Wildkräuterseminare (incl. Zubereitung von Wildkräutergerichten).

Anfragen zur Gesundheitsberater-Ausbildung wie zu den Selbsterfahrungsgruppen, Lebensberatung, Paartherapie und Psychotherapie bei Dr. Mathias Jung und Psychologischer Psychotherapeut Hassan El Khomri, zu weiteren Tages- und Wochenendseminaren sowie Einzelberatung sind zu richten an die

Gesellschaft für Gesundheitsberatung GGB e.V.,
Dr.-Max-Otto-Bruker-Str. 3,
56112 Lahnstein
(Tel.: 02621/91 7014, 91 7010, 91 7017, 91 7018, Fax: 02621/91 7033).
E-Mail: seminare@ggb-lahnstein.de
Internet: www.ggb-lahnstein.de

Fordern Sie ebenfalls ein kostenloses Probe-Exemplar der Zeitschrift „Der Gesundheitsberater" an.

Weitere Bücher aus dem emu-Verlag

Bruker: **Unsere Nahrung – unser Schicksal**
464 S., gebunden,
ISBN 978-3-89189-003-5

Bruker: **Lebensbedingte Krankheiten**
376 S., gebunden,
ISBN 978-3-89189-006-6

Bruker: **Idealgewicht ohne Hungerkur**
128 S., gebunden,
ISBN 978-3-89189-005-9

Bruker: **Stuhlverstopfung**
144 S., gebunden,
ISBN 978-3-89189-004-2

Bruker: **Herzinfarkt**
184 S., gebunden,
ISBN 978-3-89189-007-3

Bruker: **Leber-, Galle-, Magen-, Darm- und Bauchspeicheldrüsenerkrankungen**
376 S., gebunden,
ISBN 978-3-89189-008-0

Bruker: **Erkältungen müssen nicht sein**
168 S., gebunden,
ISBN 978-3-89189-009-7

Bruker: **Rheuma – Ursache und Heilbehandlung**
184 S., gebunden,
ISBN 978-3-89189-010-3

Bruker/Gutjahr: **Biologischer Ratgeber für Mutter und Kind**
360 S., gebunden,
ISBN 978-3-89189-011-0

Bruker: **Diabetes – Ursachen und biologische Behandlung**
128 S., gebunden,
ISBN 978-3-89189-012-7

Bruker: **Allergien müssen nicht sein**
264 S., gebunden,
ISBN 978-3-89189-033-2

Bruker/Gutjahr: **Zucker, Zucker ...**
336 S., gebunden,
ISBN 978-3-89189-034-9

Bruker: **Kopfschmerzen**
160 S., gebunden,
ISBN 978-3-89189-035-6

Bruker/Gutjahr: **Diäten Wunderdiäten genauer betrachtet Vom Sinn und Unsinn einseitiger Ernährungsformen**
277 S., gebunden,
ISBN 978-3-89189-205-3

Bruker/Gutjahr: **Cholesterin**
144 S., gebunden,
ISBN 978-3-89189-036-3

Bruker/Gutjahr: **Osteoporose**
144 S., gebunden,
ISBN 978-3-89189-038-7

Bruker/Gutjahr: **Reine Frauensache**
248 S., gebunden,
ISBN 978-3-89189-042-4

Bruker/Jung: **Der Murks mit der Milch**
240 S., gebunden,
ISBN 978-3-89189-045-5

Bruker/Gutjahr: **Fasten – aber richtig**
176 S., gebunden,
ISBN 978-3-89189-061-5

Bruker/Gutjahr: **Störungen der Schilddrüse**
176 S., gebunden,
ISBN 978-3-89189-062-2

Bruker/Gutjahr: **Candida albicans**
176 S., gebunden,
ISBN 978-3-89189-069-1

Bruker/Gutjahr: **Krampfadern**
120 S., gebunden,
ISBN 978-3-89189-074-5

Bruker: **Ärztlicher Rat aus ganzheitlicher Sicht**
2 Bände im Schuber, 886 Seiten,
ISBN 978-3-89189-002-8

Bruker/Gutjahr: **Naturheilkunde**
320 S., gebunden,
ISBN 978-3-89189-072-1

Bruker/Ziegelbecker:
Vorsicht Fluor
432 S., Broschur,
ISBN 978-3-89189-013-4

Sandler/Bruker: **Vollwerternährung schützt vor Viruserkrankungen**
160 S., Broschur,
ISBN 978-3-89189-017-2

Bruker: **Kleinschriftensammelmappe**
33 St., 4 – 16 Seiten Umfang,
ISBN 978-3-89189-018-9

Dr. med. Jürgen Birmanns:
Gesundheit aus einem Guss
Meine Kneipp-Fibel
128 Seiten, Klappenbroschur,
zahlreiche Abb.
ISBN 978-3-89189-151-3

Susanne Kehrbusch: **Alles klar mit Haut und Haar**
192 Seiten, Klappenbroschur
ISBN 978-3-89189-083-7

Dr. med. Gerhard Buchwald:
Impfen
Das Geschäft mit der Angst
384 Seiten, Klappenbroschur
ISBN 978-3-89189-178-0

Prof. Antônio Inácio Andrioli/
Richard Fuchs (Hrsg.): **Die Saat
des Bösen**
**Die schleichende Vergiftung von
Böden und Nahrung**
256 Seiten, Klappenbroschur
ISBN 978-3-89189-152-0

Ursel Fuchs/Richard Fuchs:
**Vitaminbomben
Nahrungsergänzung, Functional
Food**
248 Seiten, Klappenbroschur
ISBN 978-3-89189-153-7

T. Engelbrecht/C. Köhnlein:
Virus-Wahn
Schweinegrippe, Vogelgrippe,
SARS, BSE, Hepatitis C, AIDS,
Polio – Wie die Medizinindustrie
ständig Seuchen erfindet und auf
Kosten der Allgemeinheit Milliarden-Profite macht
384 S., Klappenbroschur
ISBN 978-3-89189-147-6

Ilse Gutjahr
David gegen Goliath
Eine Lebensarbeit: Dr. Max Otto
Bruker und die Geschichte der
Gesellschaft für Gesundheitsberatung GGB.
Von der Krankheit in unserem
Gesundheitssystem und den
Chancen einer ganzheitlichen
Medizin.
295 Seiten, gebunden, Schutzumschlag, Lesebändchen
ISBN 978-3-89189-195-7

Richard Fuchs: **Organspende
Die verschwiegene Wahrheit**
218 Seiten, Klappenbroschur
ISBN 978-3-89189-202-2

Gutjahr: **Das große Dr. Max Otto
Bruker Ernährungsbuch**
256 S., gebunden,
ISBN 978-3-89189-065-3

Gutjahr: **Vollwertkost zum
Kennenlernen**
32 S., Drahtheftung,
ISBN 978-3-89189-075-2

Gutjahr: **Vollwertkost ohne
tierisches Eiweiß**
64 S., Broschur,
ISBN 978-3-89189-019-6

Ilse Gutjahr: **Iss, mein Kind**
144 S., Broschur,
ISBN 978-3-89189-064-6

Ilse Gutjahr/Erika Richter:
Streicheleinheiten
144 S., gebunden,
ISBN 978-3-89189-063-9

Ilse Gutjahr/Erika Richter:
Mehr Streicheleinheiten
144 S., gebunden,
ISBN 978-3-89189-170-4

Ilse Gutjahr/Erika Richter:
Brot backen
Broschur mit Klappen,
ISBN 978-3-89189-113-1

Ilse Gutjahr/Erika Richter:
Reste sind das Beste
208 S., Broschur,
ISBN 978-3-89189-221-3

Waltraud Becker: **Korngesund.**
Das Getreidehandbuch
124 S., Broschur mit Klappen,
ISBN 978-3-89189-105-6

Ilse Gutjahr: **Einfach raffiniert!**
... schnell, lecker und gesund
90 Rezepte ohne tierisches
Eiweiß!
120 S., Broschur mit Klappen,
ISBN 978-3-89189-099-8

Ilse Gutjahr/Werner Sonntag:
Sport und Vollwerternährung
Vollwertig Sport treiben
244 S., Broschur mit Klappen,
ISBN 978-3-89189-108-7

Waltraud Becker:
Lust ohne Reue
192 S., gebunden,
ISBN 978-3-89189-068-4

Gertrud Gummerer/Wilma Taibon: **HochGenuss**
183 S., gebunden,
ISBN 978-3-89189-171-1

Margarete Vogl:
Wilde Köstlichkeiten
188 S., Halbleinen mit Schutzumschlag,
ISBN 978-3-89189-186-5

Helma Danner:
Das große Bio-Kochbuch
für Kinder
304 S., Broschur,
ISBN 978-3-89189-192-6

Alexandra Eideloth/
Kornelia Müller
Süße Träume
Himmlische Kuchen, zauberhafte Torten, fantastische Desserts und mehr ...
Ein Vollwertbackbuch
144 S., gebunden,
ISBN 978-3-89189-193-3

Margarete Vogl:
Margarete Vogls kleiner
Wildkräuterführer
324 S., Broschur
ISBN 978-3-89189-198-8

Doris Böge/Kirsten Christoff:
fantastisch frisch!
Vielseitige Frischkost für Feinschmecker
94 Seiten, Klappenbroschur
ISBN 978-3-89189-134-6

Ilse Gutjahr: **Mit Vollkorn in**
Bestform
Der Frischkornbrei als Basis
einer gesunden Ernährung
196 Seiten, flexibel gebunden,
ISBN 978-3-89189-203-9

Ilse Gutjahr/Christel Beck:
Einfach selbst gemacht
127 Rezepte, Tipps & Tricks für
die Vollwertküche
135 Seiten, flexibel gebunden
ISBN 978-3-89189-206-0

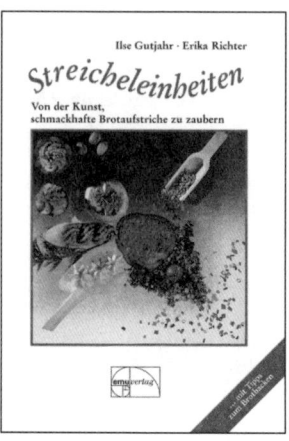

Ilse Gutjahr/Erika Richter
Streicheleinheiten
ISBN 978-3-89189-063-9

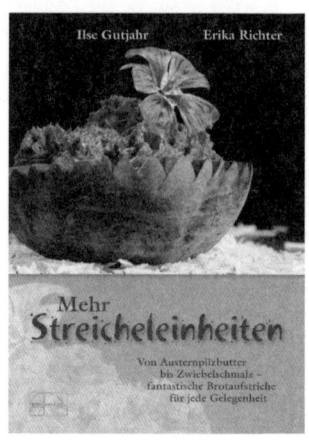

Ilse Gutjahr/Erika Richter
Mehr Streicheleinheiten
ISBN 978-3-89189-170-4

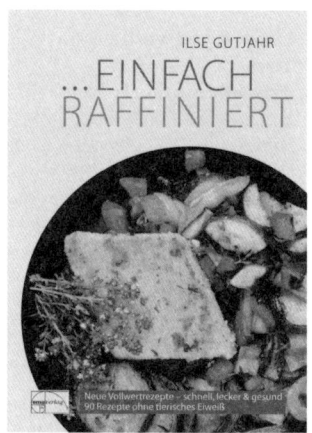

Ilse Gutjahr
Einfach raffiniert!
ISBN 978-3-89189-099-8

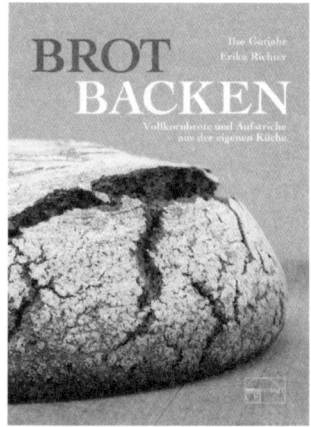

Ilse Gutjahr/Erika Richter
Brot backen
ISBN 978-3-89189-113-1

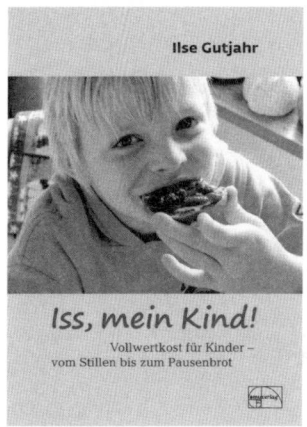

Ilse Gutjahr
Iss, mein Kind!
ISBN 978-3-89189-064-6

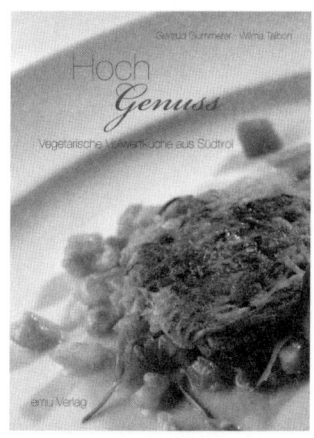

Gertrud Gummerer/Wilma Taibon
HochGenuss
ISBN 978-3-89189-171-1

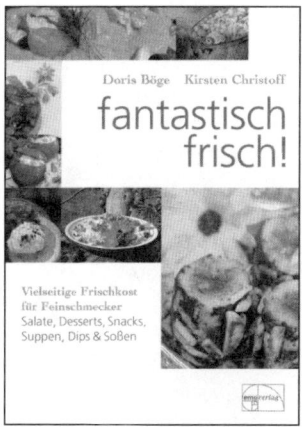

Doris Böge/Kirsten Christoff
fantastisch frisch!
ISBN 978-3-89189-134-6

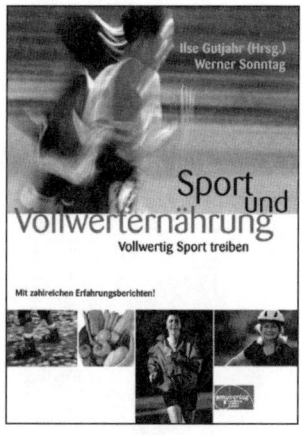

Ilse Gutjahr/Werner Sonntag
Sport und Vollwerternährung
Vollwertig Sport treiben
ISBN 978-3-89189-108-7

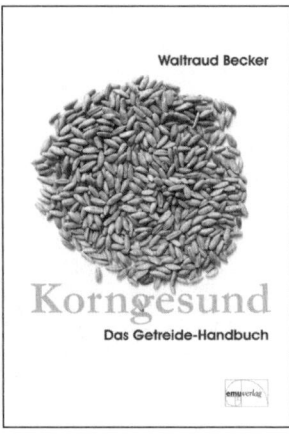

Waltraud Becker
**Korngesund.
Das Getreide-Handbuch**
ISBN 978-3-89189-105-6

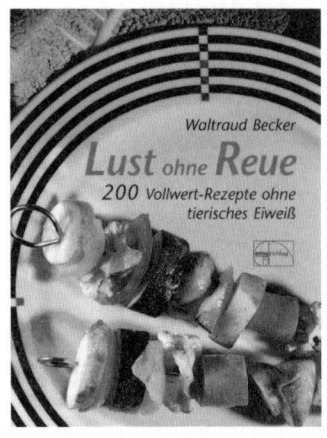

Waltraud Becker
Lust ohne Reue
ISBN 978-3-89189-068-4

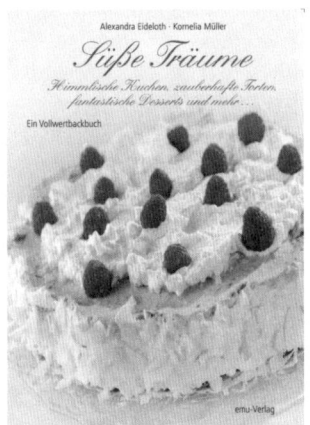

*Alexandra Eideloth/
Kornelia Müller*
Süße Träume
ISBN 978-3-89189-193-3

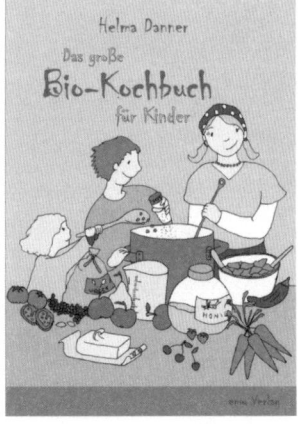

Helma Danner
Das große Bio-Kochbuch für Kinder
ISBN 978-3-89189-192-6

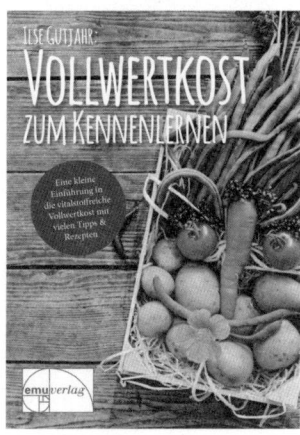

Ilse Gutjahr
Vollwertkost zum Kennenlernen
ISBN 978-3-89189-019-6

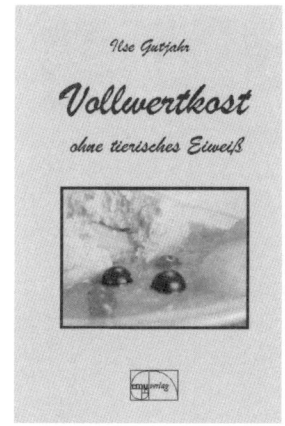

Ilse Gutjahr
Vollwertkost ohne tierisches Eiweiß
ISBN 978-3-89189-075-2

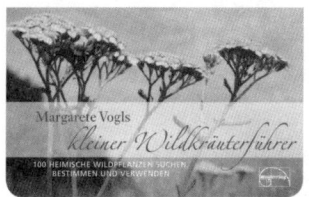

Margarete Vogl
Margarete Vogls kleiner Wildkräuterführer
ISBN 978-3-89189-198-8

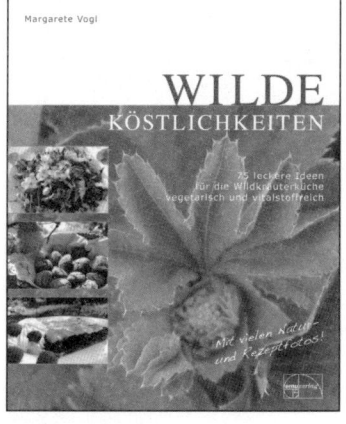

Margarete Vogl
Wilde Köstlichkeiten
ISBN 978-3-89189-186-5

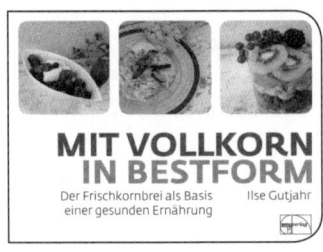

Ilse Gutjahr
Mit Vollkorn in Bestform
ISBN 978-3-89189-203-9

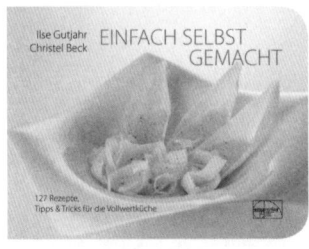

Ilse Gutjahr/Christel Beck
Einfach selbst gemacht
ISBN 978-3-89189-206-0

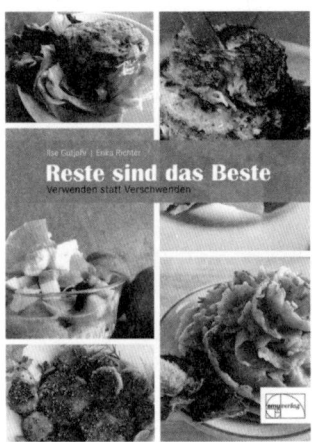

Ilse Gutjahr/Erika Richter
Reste sind das Beste
ISBN 978-3-89189-221-3

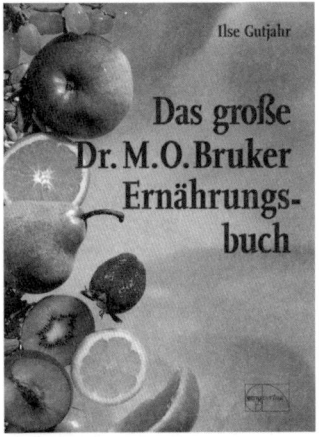

Ilse Gutjahr
Das große Dr. M. O. Bruker Ernährungsbuch
ISBN 978-3-89189-065-3

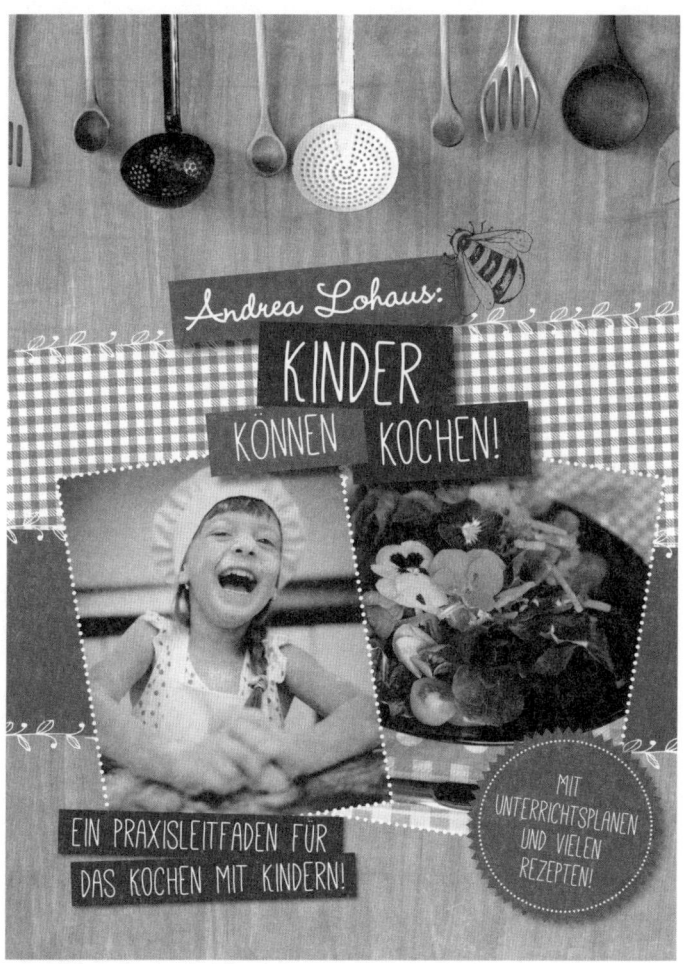

Andrea Lohaus
Kinder können kochen!
ISBN 978-3-89189-219-0

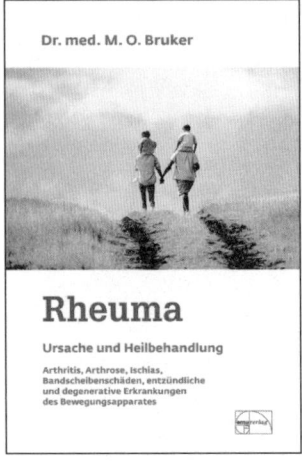

Dr. med. M. O. Bruker
Rheuma
ISBN 978-3-89189-010-3

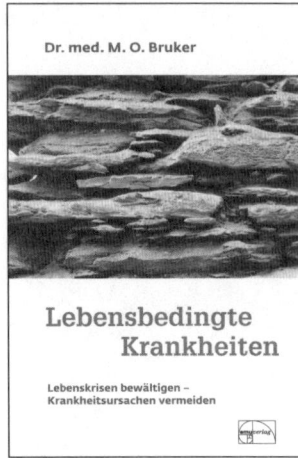

Dr. med. M. O. Bruker
Lebensbedingte Krankheiten
ISBN 978-3-89189-006-6

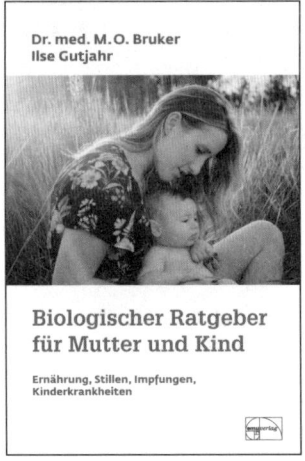

Dr. med. M. O. Bruker/Ilse Gutjahr
Biologischer Ratgeber für Mutter und Kind
ISBN 978-3-89189-011-0

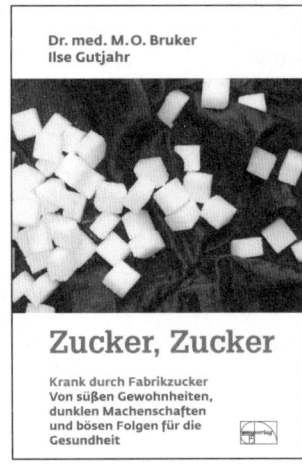

Dr. med. M. O. Bruker/Ilse Gutjahr
Zucker, Zucker
ISBN 978-3-89189-034-9

Dr. med. M. O. Bruker

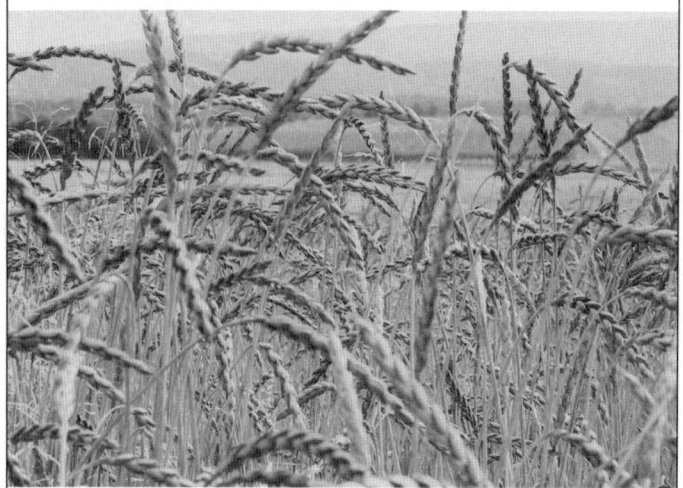

Unsere Nahrung – unser Schicksal

Alles über Ursachen, Verhütung
und Heilbarkeit ernährungsbedingter
Zivilisationskrankheiten

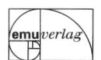

Dr. M. O. Bruker
Unsere Nahrung – unser Schicksal
ISBN 978-3-89189-003-5